什麼？我的廚房有毒！①

那些你以為的基本常識，都是致癌的風險

范志紅 /著

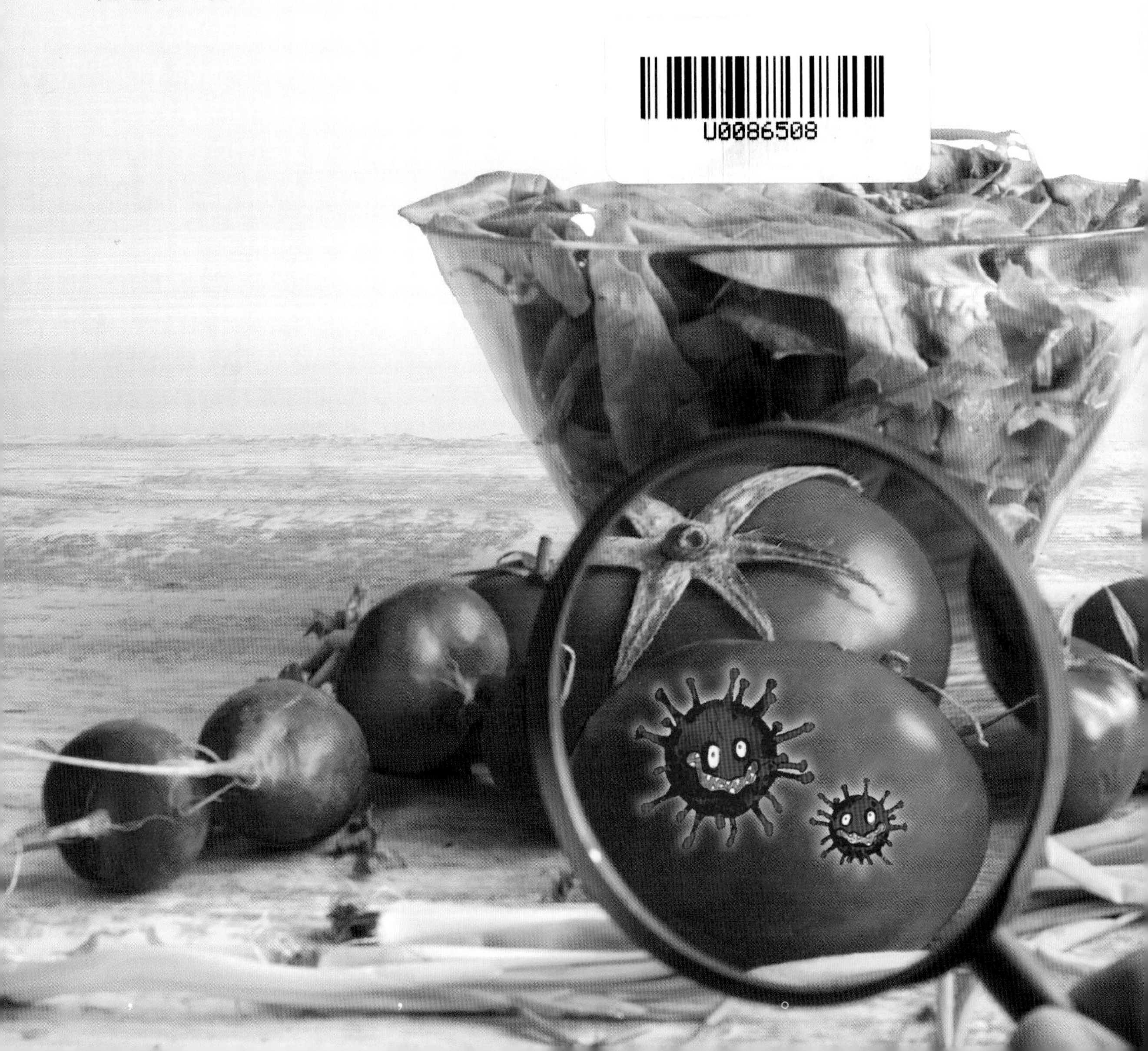

Part1 食物大解密

Part2 它們真的致命嗎？

Part 1 食物大解密

1 「傳統工藝」也做食品漂白？

Secrets from the kitchen

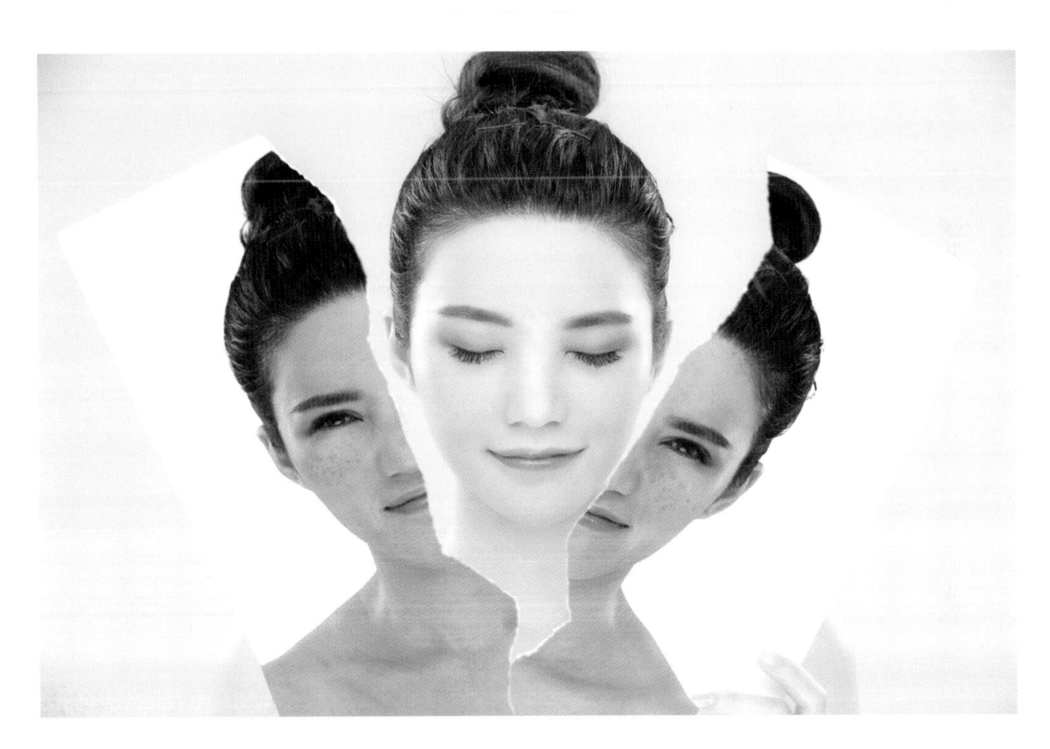

如今，媒體幾乎每年都會報導各種食品漂白的新聞，讓人們反復想起很多曾經的食品漂白事件：漂白銀耳，漂白馬鈴薯，漂白帶殼花生，漂白山藥片，漂白麵粉，漂白饅頭，漂白冬粉，漂白涼粉、粉皮、拉皮[1]、涼皮[2]……

有時候人們不太理解，商販們沒事為什麼總喜歡漂白啊？這還不簡單嗎，因為兩個原因：一是食物製作過程中，實在很難保持人們理想中那

1 中國東北著名的小吃，原以馬鈴薯澱粉為原料製作，現在多以木薯澱粉為原料製作。
2 中國西部眾多地區的風味小吃，原料為麵粉。

種潔白如玉的狀態，總是容易發生各種褐變；二是人們對於白色實在是有一種近乎病態的追求，不僅喜歡膚白的女人，喜歡各種白色皮毛的動物（其實只是動物白化病的結果），而且對食物也偏好顏色潔白；麵粉要白，銀耳要白，牛奶要白，芡粉要白……

不過，食物漂白這件事，真的不是現代人的心血來潮或者審美變態。自古以來，人們都喜歡漂白食物。那些雪白的切片中藥材，顏色漂亮的果脯蜜餞，顏色潔白的銀耳，雪白的白糖和芡粉……這些產品，幾百年以來的傳統工藝都是需要做漂白處理的。

為什麼食物加工之後顏色不理想，還需要人工漂白？

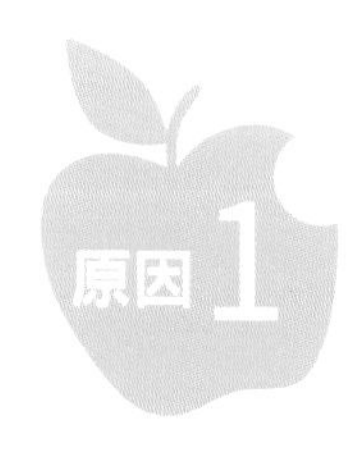

原因1 很多食材會發生酶促褐變。

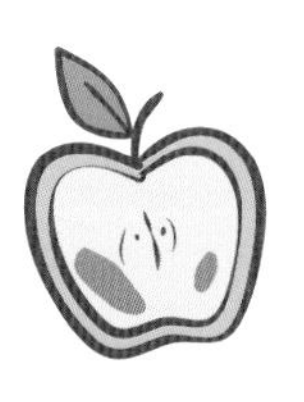

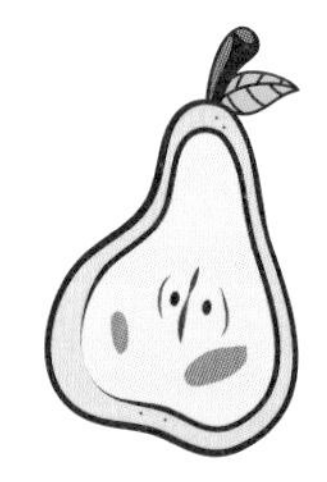

凡是蔬菜水果和薯類加工品，幾乎都不可避免地要面臨酶促褐變這個問題。這是因為果蔬、薯類食品中天生存在一類酚酶（一種氧化酶），而這些食材裡又富含具有抗氧化作用的多酚類物質。這兩樣東西如果碰在一起，再加上氧氣，就會發生酶促褐變反應，結果是從無色狀態變成有顏色的物質，而且隨著氧化，顏色逐漸由紅變褐，由褐變黑，越來越深。

為什麼完整的水果蔬菜不會發黑呢？因為在細胞當中，酚酶和多酚類物質是被嚴密分隔開的，不會輕易碰面。但是，一旦受了磕碰或者被切開、絞碎，細胞就被損壞了。於是那些分隔的「牆壁」坍塌，所有物質都混在一起，酚酶和它的底物多酚類物質便見了面。同時，因為細胞被破壞，和空氣中的氧氣也發生了接觸。三路英雄會師的結果，就是顏色褐變。

水果碰一下之後就褐變，馬鈴薯、山藥、蘋果、梨、桃等切開之後很快褐變，就是這個道理。雖不產生任何有害物質，但看起來總是讓人彆扭。這個麻煩困擾著許多人，比如說，做藕粉、紅薯粉的時候，會因為發生褐變，顏色多少有點發灰發褐；比如說，一些半成品的菜餚，在超市冷櫃裡放了幾個小時之後，蔬菜的切口處都會出現一層褐色的「邊」，這就是酶促褐變所致。又比如說，用打漿機打果蔬漿的時候，發現蘋果打出來之後幾乎每一分鐘都在快速變色，從淺黃很快變成褐色，這正是打漿機破壞細胞，導致酶促褐變的結果。這個褐變的同時，還伴隨著維生素 C 的快速損失。

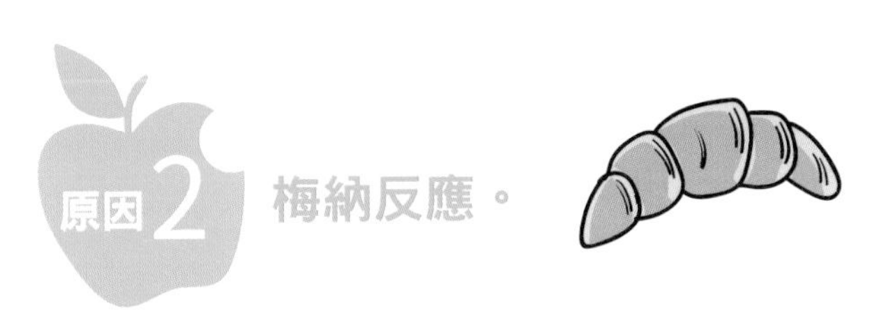

原因2 梅納反應。

梅納反應也叫作非酶褐變，是含羰基的物質和含氨基的物質之間發生的反應。製作紅燒食品、焙烤食品的時候，我們很喜歡梅納反應，因為它讓餅乾、麵包、點心、烤肉、燒肉等食品在顏色變褐的同時，還放出濃濃的誘人的香氣。但是，一些水分少的食物在儲藏中也容易出現這種情況。比如說，一些蔬菜乾、水果乾會越放顏色越黑。一些菌類乾製品也會越放越黑，這都與非酶褐變有關。甚至製作奶粉、雞蛋粉、豆粉等產品的時候，也可能會因此呈現淡淡的褐色。這時候，人們就不太滿意了。

原因3 食物中本來就存在一些有色的物質。

比如麵粉中原來就含有一些類胡蘿蔔素和類黃酮，使麵粉呈現淡淡的黃色，經鹼性水煮後更是呈現明顯的黃色。但人們不喜歡這種顏色，總希望麵粉是潔白的，越白越好。

總而言之，無論什麼原因，消費者都不喜歡那些褐色的產品，希望顏色更潔白。然而，消費者有所好，生產者必迎合。於是，自古以來就出現了各種漂白方式。這些方式原本只是經驗，但經過科學驗證，都有一定道理。

舉例以下方法：

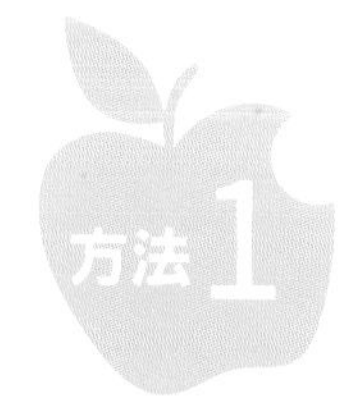

方法1 最古典也最好用—熏硫法。

按照自古以來的傳統工藝，桃脯也好，杏乾也好，蘋果乾也好，山藥乾之類的中藥材也好，還有銀耳之類等，為了保持好看清爽的顏色，都可以用二氧化硫熏一下。這是因為二氧化硫既能抑制酶促褐變，也能抑制梅納反應，一石二鳥，防褐變效果別提多好了。同時，二氧化硫對水果蔬菜中的維生素 C 還有保護作用，所以在營養方面說不上有害。

但是，傳統工藝中把產品放在密閉空間內，靠燃燒硫磺產生二氧化硫的薰蒸漂白方法，實在沒辦法控制二氧化硫的殘留量。過量的二氧化硫主要會危害呼吸道，尤其是對哮喘患者等敏感人群有害，它過多時還會使免疫系統功能下降。古人沒有食品安全標準，所以也從未抱怨過超標問題。但是，自從 20 世紀 90 年代開始逐漸建立了食品安全標準之後，發現這種做法二氧化硫殘留實在太嚴重，產品的殘留量幾乎是不可能合格的，甚至可能超標上百倍。所以，近十多年來，這個傳統工藝基本上是被淘汰了。用二氧化硫薰蒸蔬菜，比如給馬鈴薯皮、花生殼漂白之類的方法，也被嚴格禁止了。

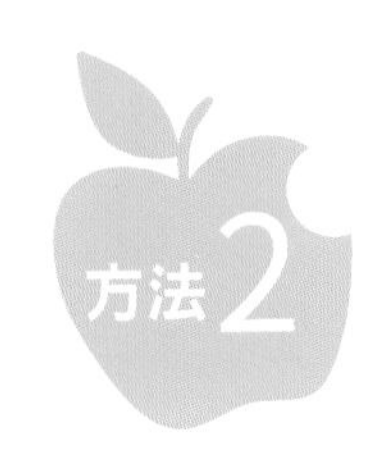

方法2 在熏硫的基礎上進行了改進─亞硫酸鹽浸泡法。

這個方法控制褐變的原理其實跟傳統方法相比沒什麼區別，也是利用亞硫酸鹽產生微量二氧化硫的方法來預防食物變色。與熏硫相比，它的好處是容易控制數量，只要配製的濃度合適，就不會造成二氧化硫的過量殘留。因此，世界各國都許可使用亞硫酸鈉、焦亞硫酸鈉等作為護色劑，在果蔬產品上使用。

比如說，為什麼速食的炸薯條顏色那麼好看？因為馬鈴薯切開之後就要放在亞硫酸鹽之類的溶液中浸泡，以防馬鈴薯條顏色發黑。馬鈴薯條不可能是馬上現切就下鍋炸，而久放的馬鈴薯條肯定會變黑。如果不用亞硫酸鹽等護色劑處理，消費者能願意購買黑乎乎的薯條嗎？又比如說，餐館提前切碎的生菜葉，邊上容易「長鏽」，用亞硫酸鹽溶液浸泡就可以解決這個問題。

既然人們能夠接受切開的馬鈴薯條用亞硫酸鹽溶液做護色處理，在聽到用浸泡法給完整馬鈴薯做美容的事情之後，就不必太過驚慌了。因為馬鈴薯畢竟是完整帶皮的，即便浸泡一下，也不至於產生實際危害。需要譴責的是以次充好、以舊充新的做法，用故意欺騙消費者的方法來賣高價，這是可惡的行為。

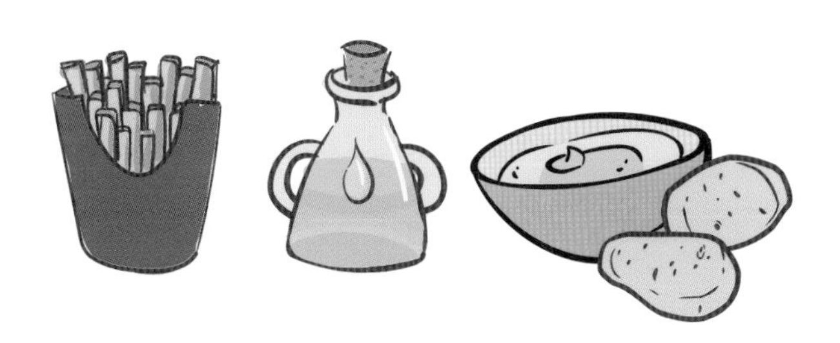

方法3 還原法。

在用亞硫酸鹽來護色的同時，如果再加入一些還原性的物質，比如維生素 C、半胱氨酸之類，同時再加點檸檬酸之類的酸性物質，就能讓護色效果更好。這是因為還原性物質能把酶促褐變產生的一些醌類物質還原成酚類，避免它縮合形成黑色物質。而酸性物質能抑制酚酶的活性，也能讓黑色物質的產生速度減慢。

方法4 氧化法。

無論是過去用來處理麵粉的過氧化苯甲醯，還是用來處理鳳爪豬蹄的過氧化氫，都是用氧化的方式，使原來食物中存在的有色物質被氧化，失去原來的有色結構，從而消除顏色，讓食品變得潔白。如今中國政府已經徹底禁止在麵粉中使用增白劑，希望消費者也能逐漸習慣帶點黃色的各種麵製食品。至於鳳爪豬蹄，人們反正也不是為了維生素而吃它們，倒也不那麼在乎。幸好過氧化氫沒有任何殘留，氧化之後就變成了水和氧氣。

有親戚朋友曾以製作冬粉為生，他們給我送來的冬粉，都要特意聲明，這是「吃貨」。我問：何謂吃貨？他們解釋說，這是自家吃的，不用漂白，所以顏色淡褐，不太好看。所謂「賣貨」，就是賣出去的，必須經漂白處理，否則客商嫌不白不肯買啊！

所謂「食為好色者容」。如果我們不刻意追求太白太漂亮的食物，如果我們能悅納食物的天然變色機制，那麼生產者也就不必挖空心思來給食物漂白增白了。

2 你的食物中，含有過多的鋁嗎？

Secrets from the kitchen

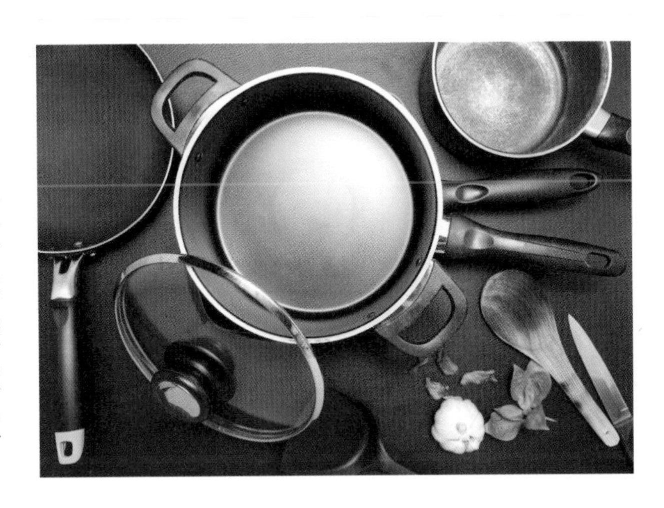

到底有沒有吃進超標的鋁？

聽到這個問題，大部分人都會很迷茫地說：我知道鋁是一種容易溶出的元素，遇到酸、鹼都容易發生化學反應。可是，我家現在已經不用鋁鍋、鋁水壺、鋁飯盒了啊！

對。雖然如此，鋁元素未必已經退出了您的飲食生活。2012 年，中國國家食品安全風險評估中心公佈了有關膳食中鋁攝入的專項監測結果，結果顯示：四成食品鋁含量超過國家標準 2～9 倍，人群中超過 30%的個體每週鋁的攝入量超過 FAO/WHO 制訂的每週耐受量的參考值（PTWI），其中 4～6 歲的兒童最高，為參考值的 2.6 倍。

過量的鋁，到底是從哪裡來的？

鋁存在於自然環境當中，但天然食物中一般鋁含量很低。在不用鋁製品來盛裝食品的情況下，人從食物中攝入的鋁主要來自含鋁食品添加劑，也就是鉀明礬（十二水合硫酸鋁鉀）和銨明礬（十二水合硫酸鋁銨）。

聽到一種化學詞彙，大部分人都會有驚恐之感，但明礬兩字似乎不那麼可怕。回想一下中學化學課程就會記得，明礬乃是我們常用的化學品。

自古以來，人們就發現明礬的用處很大，而古人根本不知道它有什麼害處，所以對它沒有警惕，只有感情。

比如說，過去沒有自來水，很多地方的人都要用明礬來淨水，因為它水解生成的氫氧化鋁膠體粒子，能夠和水中帶負電的雜質膠粒結合，彼此電荷被中和後便會凝聚沉降下來，讓渾濁的水變得澄清透明。

也是很早很早以前，人們就發現，明礬放在食品裡，還能改善食品的感官品質。按現代食品添加劑的詞彙解釋，添加了明礬之後的很多複合添加劑都可以叫作食品品質改良劑。可以這麼說，明礬是一種自古以來使用的，而且目前絕大多數國家都許可使用的全能型的食品品質改良劑配料。

比如說，按傳統工藝，炸油條、炸油餅、炸蝦片之類的油炸食品，都要加入明礬，配合一些小蘇打。炸油條的麵點師傅幾乎都知道一句口訣：一鹼二礬三食鹽，就是說，5kg 麵粉，要放一兩鹼面（蘇打）、二兩明礬、三兩鹽，這樣炸出來的油條就能達到最好的口感效果。

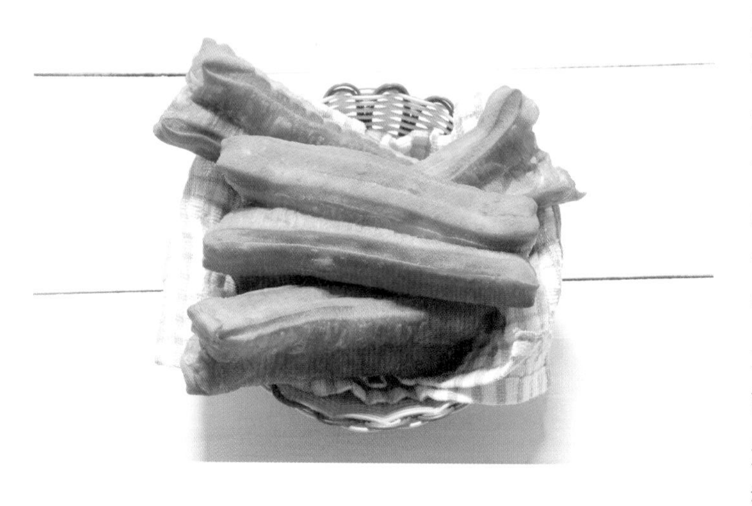

這是因為，明礬和碳酸氫鈉的組合，是最好用、最廉價、最傳統的食品膨鬆劑。在受熱條件下，它們之間能發生化學反應，產生二氧化碳，從而讓麵製食品在焙烤、油炸、蒸製的過程中體積變得膨大，食品內部形成均勻、緻密的氣孔，成為一種海綿狀疏鬆結構。這樣，食品吃起來才有或柔軟或鬆脆的美妙口感。

食品可以隨意添加明礬嗎？

標準早就有了。明礬作為膨鬆劑和穩定劑，可以用於豆類製品、小麥粉及其製品、蝦片、焙烤食品、水產品及其製品，還有就是膨化食品。想一想，你和孩子每天吃的都是什麼？豆製品，水產品，麵食品，焙烤食品和膨化食品，哪個不是小朋友吃的東西？它們都可以加明礬來製作，因為這是老祖宗傳下來的工藝，不能全怪現代食品工業。

這個標準上寫著，明礬的使用量是「按生產需要適量添加」。也就是說，想加多少要看生產產品時想要什麼效果。當然，添加量也並非沒有限制，鋁的殘留量必須≤100mg/kg（乾品）。不過，對於小企業甚至手工工廠來說，這個標準基本上沒什麼意義，因為他們根本不會測定什麼殘留量，甚至都看不明白這個數是什麼意思。有研究發現，油條要想達到最佳的膨大效果，添加明礬的量會十幾倍於這個殘留限量。

懂了這些之後，我慶幸小時候只有過節才能吃到炸蝦片、麻花之類的油炸食品，那時候的小朋友們都太愛吃這些東西了。

除了油條、油餅之外，蛋糕、饅頭、包子、發糕、玉米餅和許多鬆軟多孔的糕點小吃類食品，理論上也都可以讓明礬來幫忙。當然，蛋糕可以直接用雞蛋打發，但加泡打粉之後少用點雞蛋，成本就能大大下降。饅頭、包子可以用自然酵母發酵，但是怎麼也比不上加了泡打粉之後的鬆軟膨大程度。玉米餅若不加泡打粉，口感會硬得完全不受歡迎，而加了泡打粉，有了多孔質地之後，連小朋友都喜歡吃。

然而，這個泡打粉的經典配方，就是碳酸氫鈉和明礬這兩種物質作主力。當然，有很多替代配方，泡打粉可以做到完全不含鋁。只是，不含鋁的配方，想要達到同樣的效果，成本會高出很多。既然消費者都不重視吃進去多少鋁的問題，那麼生產者自然也就挑便宜的含鋁泡打粉來用了。

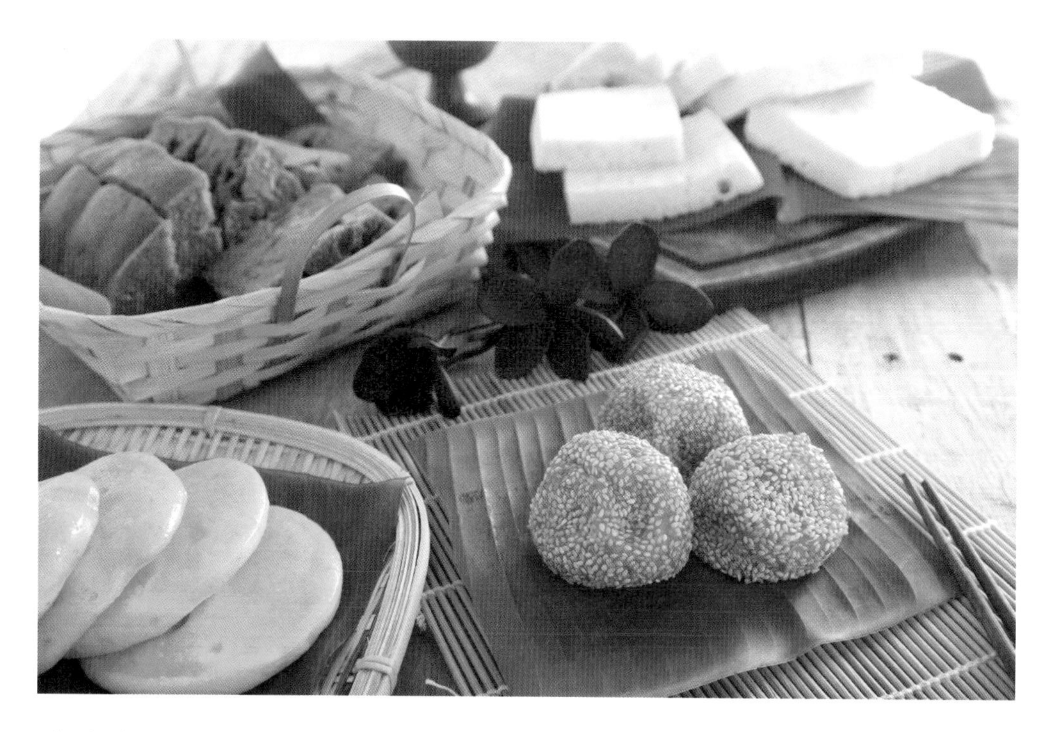

廠商怎能不愛它？

前幾年，中國農業大學食品學院的一次測定發現，膨化食品中鋁超標的居然達到了 1/3。這是因為膨鬆劑能讓膨化食品質地更為鬆脆，而「脆」是膨化食品引以為豪的質地特色，也是吸引消費者的主要殺手鐧。含鋁膨鬆劑價格低、效果好，廠家自然愛它沒商量。

經過那次曝光，很多企業進行了原料改革，或許現在情況已經好轉。但是，那些鄉鎮小食品生產廠家所生產的各種冒牌產品，小朋友最喜歡的那些脆爽小零食，鋁含量真的相當令人憂慮。

不過，明礬的作用還遠不止於此。它還能讓麵食品更勁道，比如麵條、麵疙瘩、餃子皮之類，都有明礬的用武之地，和加硼砂是類似的原理。此外，它也能讓凝凍類食品口感更有彈性，比如冬粉、冬粉、涼粉、涼皮、米皮、豆腐之類。總之，只要消費者熱愛這種彈性口感，生產者就用它沒商量。因為知道這個秘訣，每當吃到那些格外勁道的澱粉製品和麵製品，看到那些怎麼拉都不破的餃子皮時，我總覺得有點心理障礙……

鹽漬海蜇皮和海蜇頭等水產品也是最常添加明礬的食品，因為用了它，口感就會特別好，特別 Q 彈。甚至一些魚貝類產品也有可能添加。

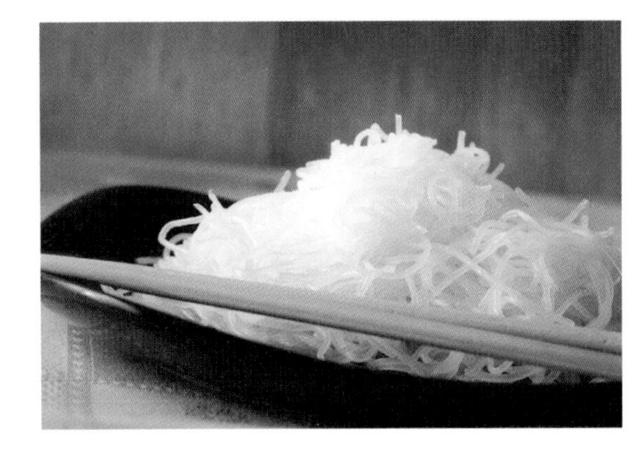

這些東西也含鋁？

除了這些食品之外，經常吃的治胃酸的藥也是鋁的來源之一。因為這些中和胃酸的藥物往往含有氫氧化鋁。如果長期服用，攝入的鋁不可忽視。另一個來源就是鋁色澱，它用來幫助食品中的色素均勻分散在食品裡。

據中國國家食品安全風險評估中心監測，中國部分地區食品鋁含量令人擔憂：市售烘焙麵食（麵包）中鋁平均含量為 126 mg/kg，市售蒸製麵食為 149 mg/kg，油條為 495.6 mg/kg。而頗受兒童及青少年喜愛的膨化食品，鋁含量可達到 300 mg/kg。如果長期大量食用這些食物，積累幾十年，體內鋁的蓄積量恐怕相當令人擔心。

我不由得感慨，消費者更容易對那些聳人聽聞的消息甚至是謠言引起關注，而這種存在於傳統食品和傳統工藝中的紮紮實實的健康風險，卻只有學者進行研究和調查。

吃多少才算超標？

按照標準，到底每天吃多少鋁算是超標呢？按照 WHO/FAO 的標準，對於一個 60kg 體重的成年人來說，每週鋁攝入量為 120mg，即每天攝入量不超過 17mg。如果鋁攝入量大大超標，會有什麼麻煩呢？

鋁元素不是人體所需的微量元素，毒性並不大，人體對它的吸收能力也不強。然而，如果長期超量攝入，它具有蓄積性，可以沉積在大腦、肺臟、肝臟、骨骼、睾丸等組織當中，累積到一定數量後產生慢性毒作用。鋁的過量攝入會引起神經系統的病變，可能造成認知功能發育和維

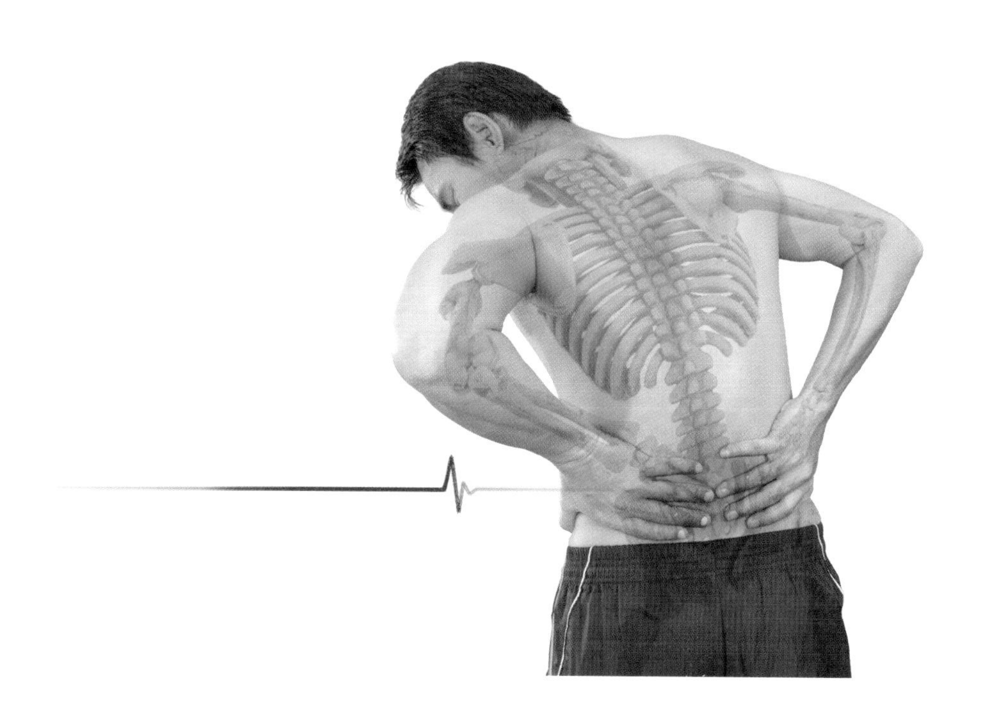

護方面的障礙。過多的鋁作用於骨組織，導致沉積在骨質中的鈣流失，同時抑制骨骼生長，可能導致骨質疏鬆。此外，過多的鋁對造血系統和免疫系統有一定毒性，同時妨礙鈣、鋅、鐵、鎂等多種元素的吸收。

消費者需要知道的是，按照新的法規，膨化食品也好，饅頭、麵包、糕點也好，都不能用含鋁添加劑了。當然，玉米餅、棗糕之類的食品還是需要泡打粉的，但是完全可以替換成市面上合法銷售的不含鋁泡打粉，小朋友們攝入過多鋁的危險少了很多。

不過，油炸食品還是可以用含鋁添加劑的一因為很難用其他配料來完全替代明礬的效果。換句話說，無論是油條、麻花，還是裹了麵糊油炸的各種美食，仍然是鋁的來源。

總之，要想避免攝入過多的鋁元素，主要的方法有以下幾種：

1. 不吃或少吃油條、油餅、麻花、蝦片等所有質地膨鬆或脆爽的油炸食品，膨化食品也要嚴格限量。這些食物營養價值本來就很低，除了鋁之外，其他安全風險也很多，遠離它們是最明智的選擇。

2. 選用加酵母的自然發酵法或無鋁膨鬆劑製作的饅頭和糕點。買饅頭、包子、發糕、棗糕之類的食品時，不要太追求鬆軟，因為純酵母發酵的和加明礬幫忙的產品相比，鬆軟多孔的程度會差不少。
3. 吃麵條、麵疙瘩等的時候，不要追求過分彈牙的韌性口感。久煮不爛未必是優點，或許對此更應當擔心才對。
4. 冬粉、涼粉之類的食物，不要追求口感太有彈性。由於這類澱粉製品營養價值很低，偶爾吃一點可以，不要經常當飯吃。

禁了明礬之後，雖然大企業和餐飲連鎖店會令行禁止使用添加過量鋁的膨鬆劑來製作食品，但小城鎮、農村的小店，恐怕還很難全部納入管理。從消費者的角度來說，司空見慣的傳統明礬添加工藝，仍然可能繼續存在，過多添加明礬的油條、油餅等，恐怕也很難完全掃清。甚至，換成無鋁配料之後，泡打粉和其他膨鬆劑必然會額外增加成本，價格明顯貴一些，能不能佔領家庭和小餐館市場，還要看消費者是否配合。否則，那些不肯遵守禁令的小工廠生意大好，遵紀守法的生產者卻可能因為成本高、價格上漲而被消費者冷落，您說呢？

3 為什麼放了 400 天的西瓜仍沒有壞掉？

Secrets from the kitchen

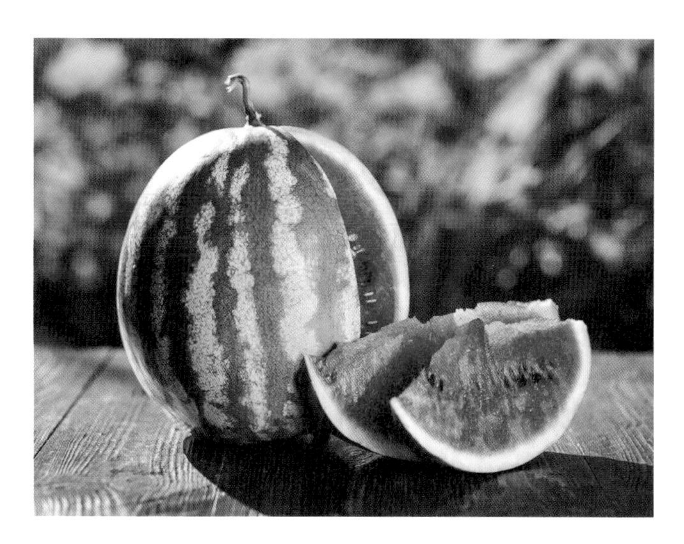

在 2017 年夏天，一段「放 400 天不爛的西瓜」的影片在朋友圈瘋傳。影片中，某文化名人用刀切開了一個據説是存放了 400 多天，卻依舊外觀完好的西瓜。切開之後發現，瓜瓤完全萎縮脱水，顏色發黃，呈乾癟的絲絡狀。

於是，這位名人感慨地説：我們能對食品安全放心嗎？有人告訴我，這種瓜可能表皮上噴過一些防腐劑，把它封住了它就不會爛。

其實，這個事情之所以能成為新聞，完全是因為人們對食物在儲藏中的品質變化瞭解得太少。所以，要解釋這件事情，就要從食物的敗壞原因説起。

食品在儲藏中發生的品質劣變，大致可以分成三個類別：

1. 微生物導致的敗壞。也就是所謂的腐敗，因為蛋白質、脂肪和碳水化合物的分解，發出酸、臭等不良氣味，長出毛茸茸的黴菌，一看就知道不能吃了，或者雖然沒有到發臭發酸的程度，但已經產生細菌毒素、黴菌毒素之類的有害物質，讓人無法食用。

2. 氧氣導致的脂肪氧化。通常會影響安全性，也影響營養價值。
3. 質地和風味方面的變化。通常會影響風味口感，但未必影響食品的安全性。

還吃得到營養嗎？

說西瓜過了一年不壞，只意味著它沒有因微生物作用而腐敗，並不意味著它還有原來的營養價值，也不意味著它的口感和原來一樣好吃。

食物的基本性質之一，就是必須含有至少一種營養素，而大部分天然食物都含有多種營養素，包括蛋白質、脂肪、澱粉或糖、多種維生素、多種礦物質。這些東西之所以被叫作營養素，意思是說，它是滋養生命所必需的東西。人需要它們，動物需要它們，腐敗微生物也喜歡它們。

從營養方式來說，生物可以分成兩大類：自養生物和異養生物。自養生物自己能製造有機物，比如說綠色植物只要吸收土壤中的無機物，自己就能在陽光下合成澱粉、蛋白質之類的營養素；而大大小小的動物呢，就必須要吃植物中的養分才能生存，屬於異養生物。微生物也分成自養和異養兩類，造成食品腐敗的微生物都是異養微生物，它們讓食物腐敗，並不是有意為之，只不過是見了美食就蜂擁而上，獲得營養之後大量繁殖的緣故。而這些微生物活動的結果，就是把食品中的蛋白質、脂肪和碳水化合物分解掉，讓它的口感、氣味和味道發生變化。

微生物在食品中肆意繁殖這件事，做好了就叫作發酵，做不好就叫作腐敗。有益微生物工作的結果，是使蛋白質更容易消化，礦物質利用率更高，維生素含量增加，其他有害微生物還不敢靠近。這當然是人類求之不得的好事。比如腐乳、豆豉、酒釀、優酪乳、乳酪之類，都是發酵製成的食品。但是大部分情況下，如果沒有足夠的把握，人們還是會對微生物超標的食品退避三舍，因為其中可能含有致病微生物或者微生物產生的毒素。比如黃麴毒素，就是人人談之色變的劇毒物質。

真的是添加了防腐劑？

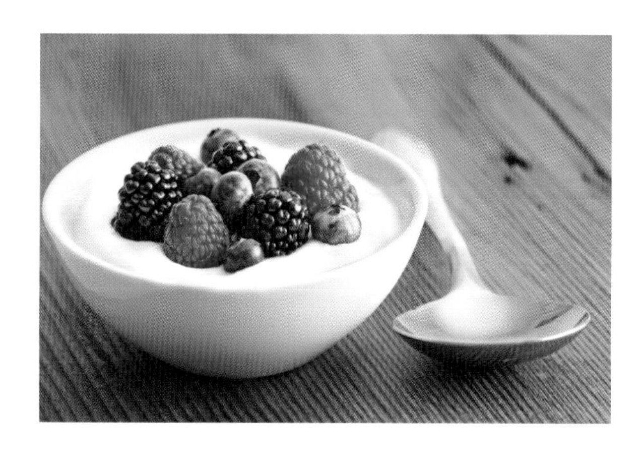

所謂食品保藏，就是和微生物做不懈的鬥爭。古人之所以要做鹹菜，要做葡萄乾，要做牛肉乾，要做果醬……並不是一時異想天開，而是抓住了微生物的弱點，找到了能延長食品保存期的方法。

一個饅頭，一塊麵包，在乾燥的環境中放久了，就會變乾，而不會變軟發臭。這個人人都知道。特別是表面，只要及時風乾，就不容易發黴，不會腐爛。這個一年不腐的西瓜，實際上和幾年前喧囂一時的一年不腐漢堡是一個道理。

其實，水果放很久不腐敗，並不是什麼奇跡一在乾燥環境中，它可以變成水果乾。比如說，葡萄變成了葡萄乾，柿子變成了柿餅，棗子變成了乾棗，就是這樣一個逐漸脫水乾燥的過程。這個變化在室溫下就能發生，當然在烘箱、紅外烤箱中乾燥速度會快得多。

有人會問：為什麼葡萄乾皺巴巴的，而西瓜就能外皮飽滿地存一年而不會爛掉呢？理由很簡單，就是因為西瓜的外皮質地足夠緻密、堅硬，而且皮的最外層還有很厚的角質層，水分含量低，微生物不好「啃」。

除了西瓜，還有其他水果也有這種情況。比如說，帶殼的桂圓，能夠直接變成桂圓乾，它的殼子還是完整的。同樣，帶殼的荔枝也能變成荔枝乾。

羅漢果乾是另一個例子，它的外殼看起來還挺新鮮飽滿的，裡面卻已經變成了乾癟的絲絡狀。這個道理，古人早就明白了。所以當年孔夫子收

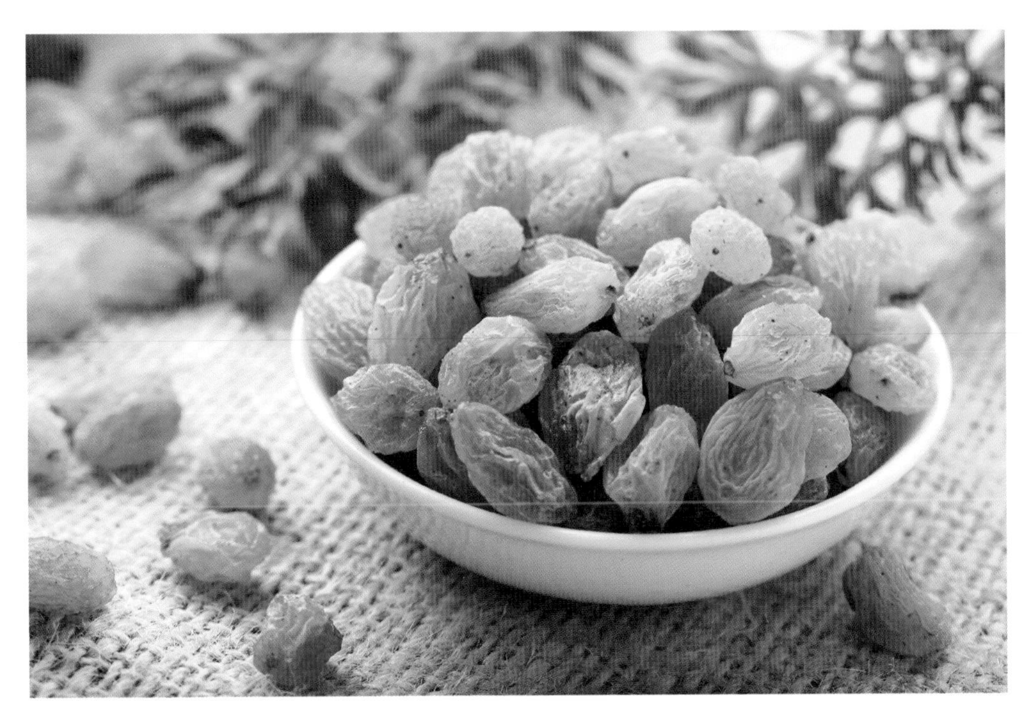

學費，用的就是肉乾，而不是大塊鮮肉，正是因為肉乾是可以長期儲藏的……

當然，不可能什麼食品都能靠自然風乾的方法解決防腐問題。所以，人們還要用高鹽、高糖、高酒精之類高滲透的方式來防止微生物繁殖，用冷藏、冷凍的方式來延緩微生物的繁殖速度，從而延長保質期。或者，採用製造罐頭的方法，用殺菌密封的方式來防止微生物破壞食物。

實在不能充分實施以上措施的時候，才需要請防腐劑來幫忙。比如不那麼鹹的醬菜，不那麼甜的果醬，度數不那麼高的酒，沒在冷凍室裡存放的食物……但是，這是因為我們消費者不想要那麼多糖、那麼多鹽、那麼高含量的酒精，也不想隨時背著一台冰箱出門。

千萬不要很天真無知地只要看到什麼食物沒有那麼快腐敗，就莫須有地懷疑添加了什麼防腐物質，然後便感歎沒有什麼東西敢吃了。

4 櫻桃會掉色，說明它是染色的嗎？

Secrets from the kitchen

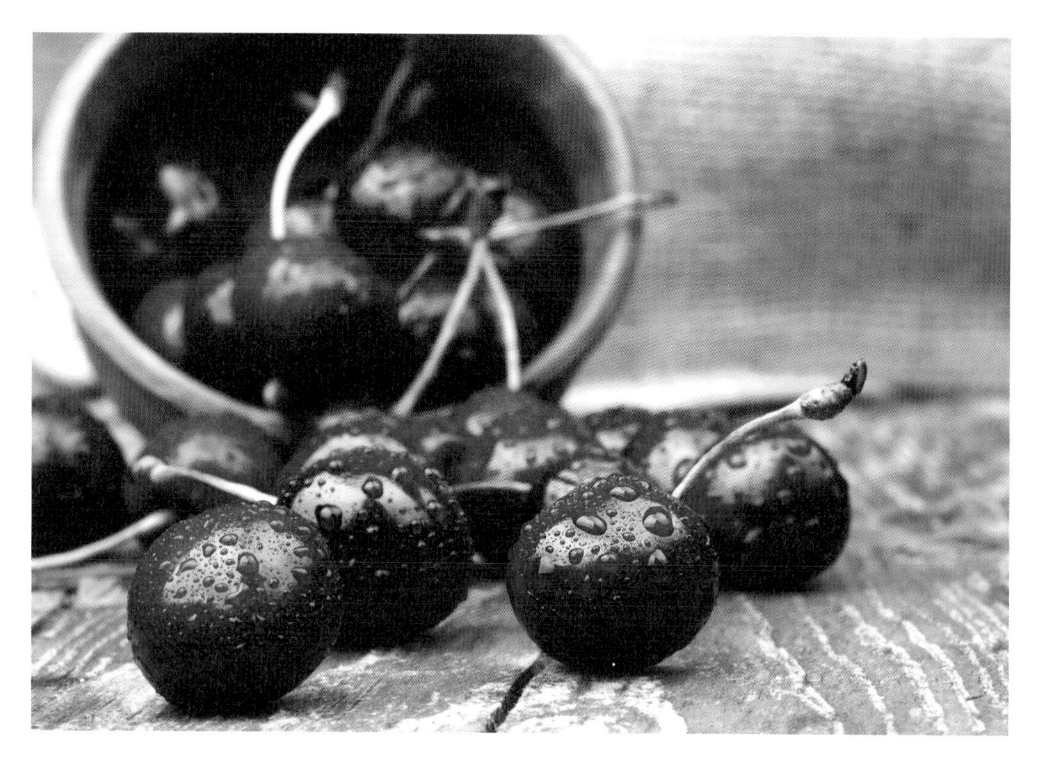

有位朋友告訴我，她買了顏色和外形都類似車厘子的櫻桃。

為了怕有農藥，用放了小蘇打的水泡了十幾分鐘，清洗後，再用剛燒開的水燙了兩遍，發現顏色都掉沒了。櫻桃好像被燙熟了，表皮上有很多紅色的小水珠，用紙巾擦了之後是紫紅色的。她狐疑地問：是不是櫻桃被染色了？

這種掉色、變色的問題，每年都會遇到很多。說明人們對染色高度恐懼，而對天然食物的瞭解卻很少。

「花青素」大逃脫！

首先要說明，櫻桃的紅色是花青素，它易溶於水。之所以平日洗的時候沒有掉色，是因為水果表皮細胞比較堅實，把花青素牢牢地鎖在細胞裡了。

但是，這位朋友的做法，正好是幫助花青素「逃出細胞」。

首先，櫻桃皮比較薄，不耐鹼水浸泡，果皮細胞被鹼水泡軟之後，其中的花青素就會被泡出來，結果櫻桃就有可能掉色。

事實上，鹼水浸泡是工業上給水果機械去皮的方法之一。鹼能夠促進果膠的水解，使果皮裡的細胞壁軟化，然後用裹著橡皮的機器蹭，就能把果皮脫下來。這樣會比人工去皮的效率高很多。相比而言，果肉含酸，對鹼水浸泡的耐受性略強，所以短時間浸泡時，果肉還不至於變得鬆軟。

然後，她還沒有停手，又用剛燒開的沸水去燙櫻桃，還燙了兩遍！別說櫻桃這種嬌嫩的果實，就算是用這樣的沸水來燙豬肉、牛肉，肉也會被燙到變色燙到熟啊！櫻桃當然就會好像被燙熟了。在受熱之後，櫻桃皮的細胞受到了更大的傷害，滲透性進一步提高，不能再鎖住裡面的各種成分，花青素就更容易跑出來了。既然紫紅色的色素出來了，當然能把紙巾染成紅色。

除了紅色、紫色或紫黑色的櫻桃之外，還有紫、紅或黑色的葡萄、楊梅、桑葚、草莓、黑李子、藍莓、黑莓、蔓越莓等水果，都同樣有可能出現掉色情況。紫薯、紫米、黑米、黑豆、黑花生、黑芝麻等也一樣，用熱水泡泡，或長或短的時間之後，就會有紫紅色的色素溶出。因為它們都含有花青素類物質。

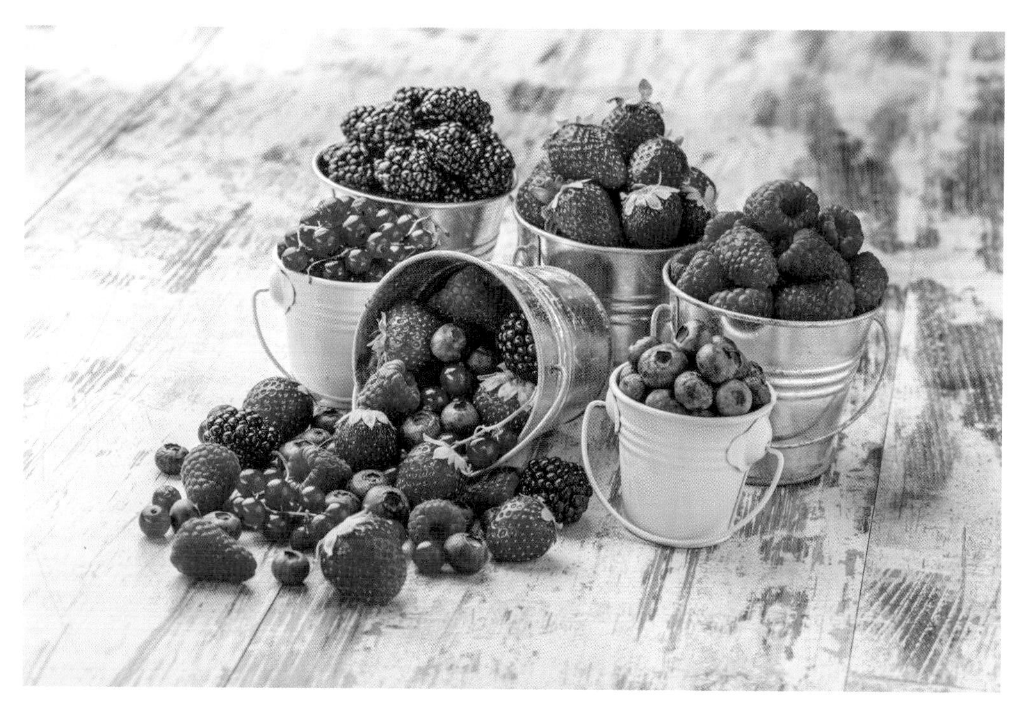

如何證明是花青素？

我知道，很多人可能會繼續問：你的這些說法是先入為主的「無罪推定」吧。你說了這麼半天，只是為了證明又泡又燙傷害了細胞，但你怎麼確認，那顏色就一定是花青素呢？

要想證明花青素是花青素，其實非常簡單。只需要加點酸（比如白醋或檸檬汁），看看紫紅色的痕跡是否變成更鮮豔的紅色，然後加點鹼（比如小蘇打或食用鹼），看看顏色是不是變成了藍紫色或綠色。

我說過多次，花青素是個變色龍，它有在酸鹼條件下變色的特性，而且煮沸後會逐漸分解褪色。相比之下，人工合成色素卻總是非常穩定，在可食用的酸鹼範圍內不會變色，加熱煮沸也不會褪色。

為什麼要這麼對待嬌嫩的果實呢？為什麼要把好好的新鮮水果燙熟了再吃呢？估計是怕有農藥、蟲子之類不好的東西存在。現在有關農產品的謠言太多了，使人們對無辜的天然食物充滿了各種不信任，懷著「有罪推定」的想法，想出各種「酷刑」和「圈套」來「審訊」它們，試圖找到它們有害的證據，同時也嚇唬自己。

如果放棄「有罪推定」的心情，要證明櫻桃有沒有被染色，花青素是不是花青素，並不算太難。

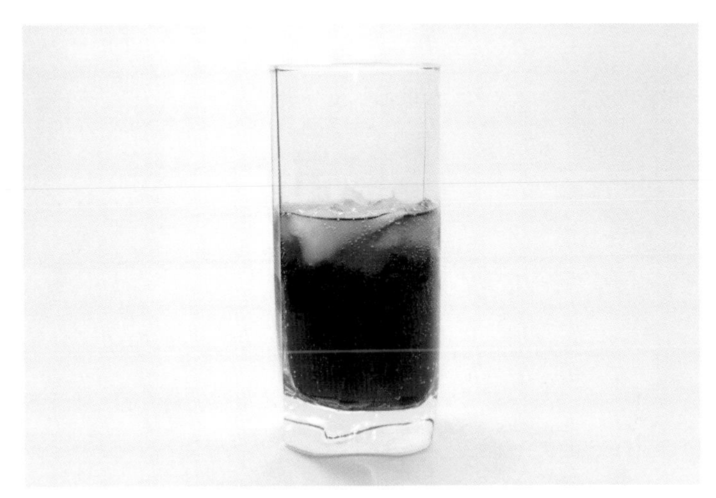

面對果蔬，該抱持怎麼樣的心態？

我一直不理解的是，人們對水果、蔬菜之類營養價值高的天然食物各種挑剔、各種警惕，但為什麼人們對難分解農藥、獸藥、環境污染物殘留水準可能更高的魚肉蝦蟹之類的食物就沒有這麼恐懼？在吃各種油炸食品、糕點餅乾、零食冷飲的時候，人們怎麼就沒有這樣的熱情，來尋找有食品安全問題的證據呢？你真的認為它們的美麗顏色、超凡口感都是特別自然、特別正常的嗎？

每當人們問我怎樣清洗果蔬時，我都會告訴大家：只放極少量的洗潔精，把它們的表面洗乾淨，用流水沖一下就好了。如果願意用麵粉或其他植物種子粉清洗當然也可以。作為一個有基本食品化學知識的人，我從不相信能夠有人逼真地製造出新鮮果蔬的顏色和口感。

即便果蔬可能存在農藥殘留，但到目前為止，任何一個國家，沒有一項調查發現果蔬攝入量多了會引發疾病和死亡。所有研究都證明，多吃新鮮果蔬有益健康，能幫助人們預防肥胖、糖尿病、冠心病、腦中風、高尿酸血症，也有利於預防胃癌、大腸癌、乳腺癌等多種癌症。既然如此，我們何不在食用果蔬時更加坦然一些呢？

5 牛奶的顏色偏白，是因為抗生素嗎？

Secrets from the kitchen

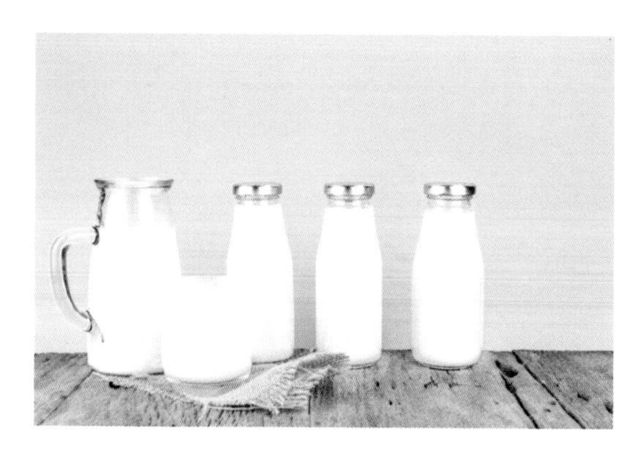

牛奶的顏色不同？

有網友問：一直不理解，為什麼中國牛奶的顏色是雪白的，而進口牛奶的顏色是泛黃的，有點類似豆漿！人類的母乳不也是泛黃的嗎？可否以此類推，奶牛的乳汁也應該是泛黃的？奶牛都是打了抗生素才這樣的嗎？

這是個很好的科普話題，能涉及不少科學知識。

首先，牛奶、羊奶、水牛奶、駱駝奶，它們整體上都是白的，為什麼是白的？牛奶裡有 87%以上的水，還有 3%～4%的脂肪。而水和油是不能混溶的，雞湯裡有 2%的脂肪也會明顯浮在湯的表面，而且是淡黃色的雞油。牛奶中能分離出黃色的黃油，可是為什麼牛奶中的脂肪就不會分層上浮，也不會看出黃色呢？

這是因為乳化作用的緣故。乳化作用的關鍵是要有一種表面活性劑，它的分子中，有一部分特別喜歡水，另一部分特別喜歡油。它就像和事佬一樣，一隻手拉住水，另一隻手拉住油脂，讓它們不能分家。這樣，水和油就能完美地融為一體。比如各種奶類，比如美乃滋、千島醬，比如芝麻醬調味汁，其中既含水，也含脂肪，卻顯得非常均勻和諧，其實都是因為乳化作用的緣故。

牛奶中的乳化作用，就是因為有一些蛋白質作為乳化劑。這些蛋白質包裹在細小的脂肪球表面上，能讓脂肪球均勻地分散在水裡，而且不會互相碰撞而重新聚成大油滴。

牛奶的脂肪如果分離出來，就是黃油了。它的黃色來自於胡蘿蔔素。但是，一旦乳化之後，這種黃色就不容易看出來了，而微小脂肪球的光學散射作用使它呈現乳白色。

乳白色不是一種色素造成的，而是一種光學現象。即便是農藥，不是牛奶，只要乳化好了，都可以呈現出乳白色。

影響牛奶顏色的因素

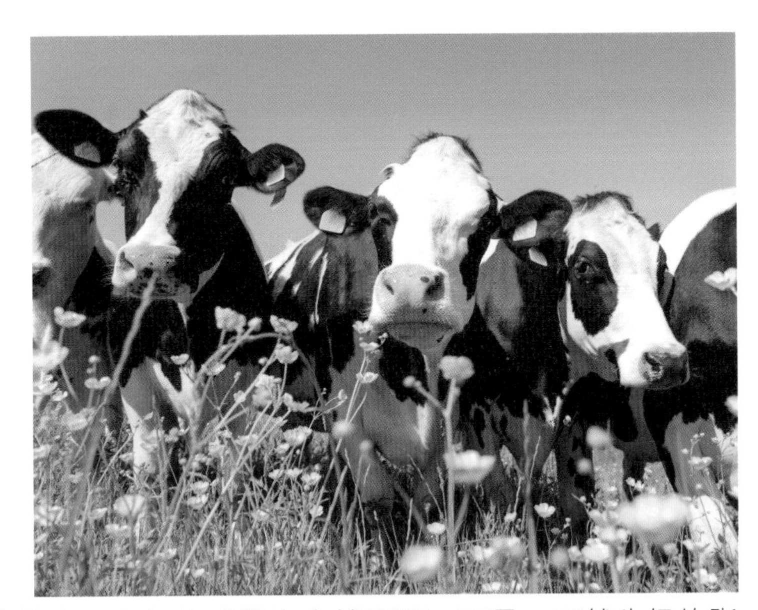

以前來訪的日本專家曾經說過一件事，那邊的年輕女白領喜歡顏色特別白的牛奶，嫌市場上賣的還不夠白，於是加工專家就絞盡腦汁研究怎麼處理才能更白一些。一般來說，脂肪球越小、越密集，散射作用就越強，白色的感覺也會越明顯。可是，天然牛奶的脂肪球大小不一致，而且有些確實比較大。所以，通過更細緻的均質處理，讓牛奶在壓力下通過極為細小的孔，把大的脂肪球打碎，變成小球，乳化得更細緻，牛奶的顏色就會變得更白（我當時想：日本女生喜歡奶白色皮膚也就罷了，為什麼喝牛奶也這麼執著地喜歡白色啊！大概是怕黃色的牛奶影響自己的皮膚顏色吧！）。

當然，牛奶的顏色其實和季節、飼料都有關係。牛吃的類胡蘿蔔素比較多，比如飼料中給很多胡蘿蔔和綠葉菜，牛奶的黃色就會明顯一些。在牧場啃草的牛更明顯，因為夏天吃青草比較多，所以牛奶在夏季顏色略黃一些，冬季就顏色淡一些。

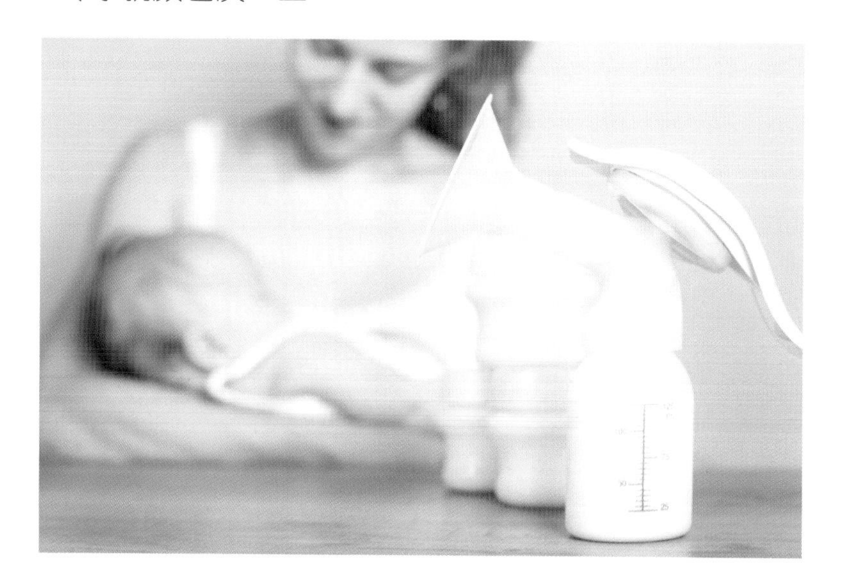

在經過均質處理之後，隨著存放時間的延長，細小的脂肪球有可能會慢慢聚集，又會變大，白色就沒那麼清爽了。不過，這並不是進口滅菌奶顏色不白的主要原因。

為了漂洋過海長途運輸，就需要很長的保質期。市售巴氏奶[1]的保質期只有幾天到十幾天，不可能合乎長途運輸的要求。所以，進口牛奶通常是方盒包裝的滅菌奶。滅菌奶都是長貨架期產品，中國產品的保質期是6～8 個月，進口產品的保質期通常是 12 個月。延長保質期的方法並不是添加防腐劑，而是大力度的高溫滅菌處理，把活著的微生物和最耐熱的細菌芽孢全部滅掉，同時無菌灌裝到盒子裡。既然裡面的菌和芽孢都死光了，外面的菌也進不來，自然就能在室溫下放一年而不壞。

然而，經過 120℃以上，甚至高達 140℃的高溫滅菌處理之後，牛奶中

1 以新鮮牛奶為原料，採用巴氏殺菌法加工而成的牛奶。

的乳糖和蛋白質會發生梅納反應，讓牛奶微微發生褐變（把麵包放進爐子裡面烤，它會從白色變成褐色，就是發生了梅納反應，只是牛奶的反應比較輕微罷了）。雖然褐變不那麼明顯，用色差計測定一下還是會發現，滅菌處理讓牛奶的白度下降了。

所以，那些能在室溫下存放 12 個月的進口滅菌牛奶，和加熱溫度只有 80℃多點，保質期只有幾天到十幾天的巴氏奶相比，顏色肯定就沒那麼白了。

母乳沒有被均質處理過，而且人類乳汁的蛋白質含量只有牛奶的 1/3。它沒有那麼白，沒有那麼濃，有點黃色，有點稀，是很正常的。

如果把牛奶中脂肪球外面那層蛋白質膜破壞掉，脂肪就會聚集起來。藏族姑娘打酥油就是這麼做的，用劇烈的剪切力讓蛋白質變性，脂肪球失去了保護就會聚集在一起。因為乳化效果已經沒有了，牛奶中的脂肪就露出了黃色的真面目，聚集成為大塊的黃色脂肪。

那麼為什麼稀奶油還是乳白色的呢？這是因為它是用低速離心方式分離出來的，乳化層沒有破壞，脂肪球表面的蛋白質還保留著。即便不是動物奶油，用植物奶油也一樣可以做成白色奶油狀，因為其中人工加入了乳化劑。

總之，牛奶顏色白不白這件事，和給牛打不打抗生素沒有關係。它也不能作為挑選牛奶產品的唯一標準。

巴氏奶的新鮮度和營養素保存率都高於滅菌奶，如果能每週購物兩次，在家裡用餐，它是略好一些的選擇，但出門旅行，還是可以帶滅菌奶同行的。

6 牛奶和它們混著吃，有毒！？

Secrets from the kitchen

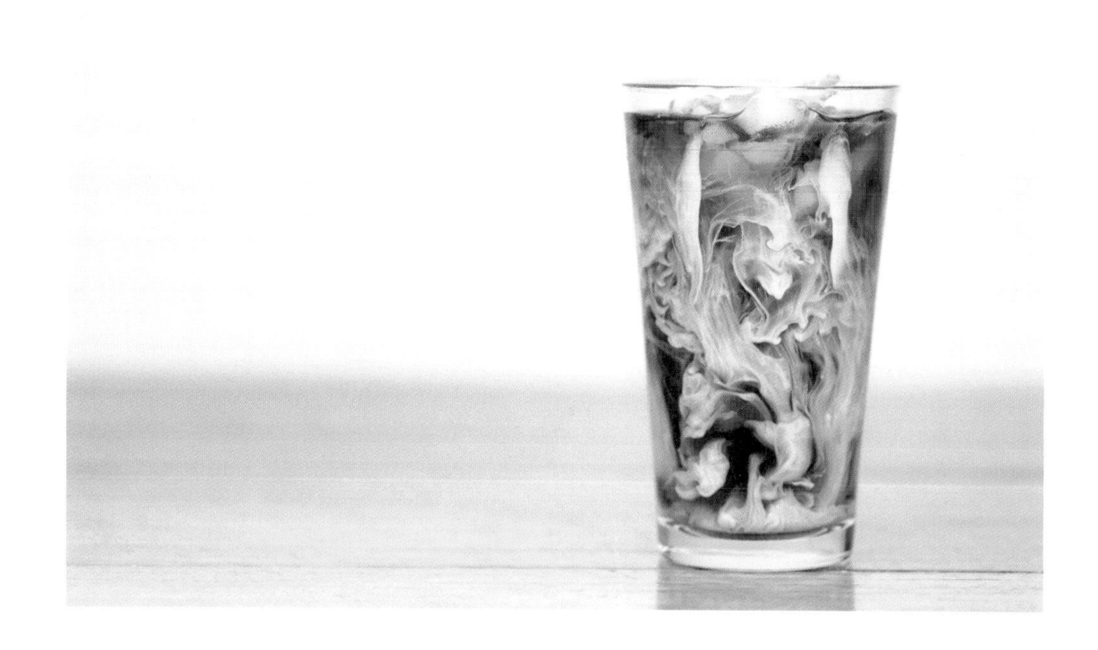

牛奶和很多食物搭配都相當美味，比如牛奶佐麵包，牛奶佐饅頭，牛奶拌粥，熱牛奶溶巧克力，還有牛奶拌豆漿等。但是，很多網友表示，牛奶和某些食物相遇時，可能會出現一些有點恐怖的現象。

於是，我們常常聽到這樣的問題：牛奶和木瓜一起打漿，放一會兒會凝固，味道很苦，是有毒嗎？把奇異果加到牛奶裡拌，味道變苦了，不知是否有害？柳橙汁加牛奶會看到沉澱，有毒嗎？咖啡和紅茶加奶之後，為什麼杯子裡會出現細細的豆花……

變苦了？凝固了？沉澱了？變成豆花狀了？是不是有點恐怖？這些混合物還能吃嗎？該怎麼吃？

其實這些問題，都要從牛奶中的蛋白質説起。

雖然主要成分是水，但牛奶中的關鍵成分還是蛋白質，其中比例最大的是酪蛋白，占牛奶蛋白質總量的 80%。

酪蛋白家族主要由αs-、β-、κ-三兄弟構成，它們在鈣離子和磷酸鹽的幫助下，團結在一起，以酪蛋白膠粒的形式存在於牛奶中。其中比較排斥水分子的αs-酪蛋白和β-酪蛋白形成內核（亞基），而和水分子關係融洽的κ-酪蛋白則會在最外部構成一個「殼」。這樣就讓一個個酪蛋白膠粒和大量的水和平共處，使牛奶看起來是均勻的。如果遇到一些不利的條件，破壞了酪蛋白膠粒的穩定性，牛乳酪蛋白和水分道揚鑣，就會出現蛋白質抱團沉澱的現象。

牛奶加水果為什麼會變「豆花」？

這是因為水果太酸啦！正常情況下，牛奶自身的 pH 值為 6.6，此時酪蛋白膠粒很安穩。但水果、果汁、可樂、醋等酸性食物，pH 值都很低，把它們加入牛奶中之後，會使酪蛋白膠粒中的鈣和磷酸鹽逐漸脫離集體。當 pH 值低到酪蛋白的等電點（pH=4.6）時，酪蛋白所帶的電荷最少，親水性嚴重下降，鈣離子和磷酸鹽也大批離開，酪蛋白膠粒的穩定結構被打破，於是就出現了「豆花」樣的沉澱。

雖然這一過程會影響美觀和口感，但不會阻礙牛奶蛋白的消化吸收。因為還有更厲害的胃酸在等著呢！胃酸的酸性遠遠高於果汁，所以只要把牛奶喝進胃裡，早晚都得變成「豆花」狀態。

當牛奶和這些飲品相遇

除了水果外，我們常喝的奶茶、牛奶咖啡等，其實也有著很多細小的絮狀沉澱。這是因為咖啡、紅茶、可可等食物中，除了有機酸之外，還含

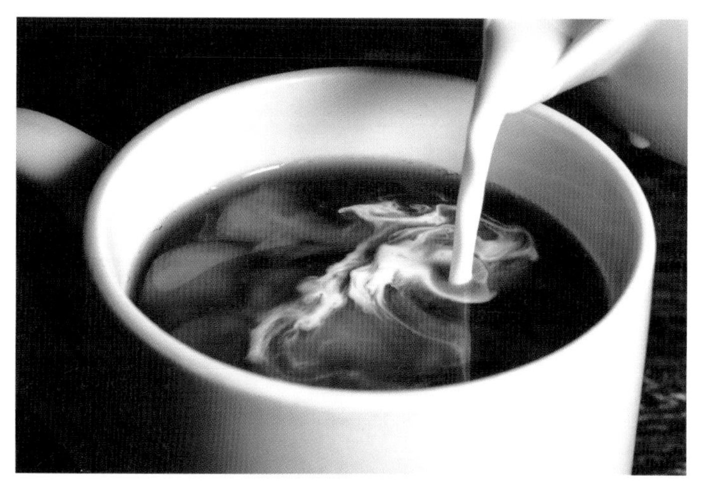

有豐富的單寧，它會和蛋白質以疏水力和氫鍵等方式發生結合。吃到口腔裡之後，它們和口腔黏膜蛋白質發生反應，就會產生澀的感覺。加到牛奶中之後，則和牛奶蛋白質發生反應，產生絮狀物。

這個沉澱反應確實會稍稍影響牛奶中蛋白質和鈣的利用率，但奶裡面的蛋白質和鈣太多了，單寧物質相對數量較少，不可能把所有的蛋白質和鈣全部結合掉。而且，產生的絮狀物並沒有什麼毒性。畢竟人類喝奶茶、加奶咖啡、拿鐵等飲料，也喝了好多年了……

還有很多人看過把牛奶倒入可樂之後發生沉澱的影片，其實也是一樣的道理一可樂太酸了。可樂比果汁和醋的 pH 值還要低呢，牛乳酪蛋白當然扛不住。

蛋白酶的功效

在牛奶的各種沉澱現象中，最討喜的應該是和酶的相遇了，我們常見的乳酪、薑汁牛奶、木瓜牛奶等，都少不了蛋白酶的功勞。各種微生物和動植物所產生的能夠形成奶凍的蛋白酶，也稱為凝乳酶，在 pH 值和溫度等條件適宜時，會將 κ -酪蛋白從特定的地方切斷，變成副 κ -酪蛋白。這樣，失去了外殼保護作用的酪蛋白膠粒，會因為疏水作用互相牽手而逐漸凝聚。最終，在鈣離子的幫助下，αs-、β-及副 κ -酪蛋白，共同形成了不溶性的凝凍狀態。要想讓凝凍細膩、口感美好，必須精確地控制蛋白酶的活性和凝聚的速度。所以要做好一碗薑汁牛奶，奶的溫度、薑汁的新鮮度（蛋白酶活性）、牛奶的蛋白質濃度、薑汁和牛奶的比例等，都是很重要的細節。

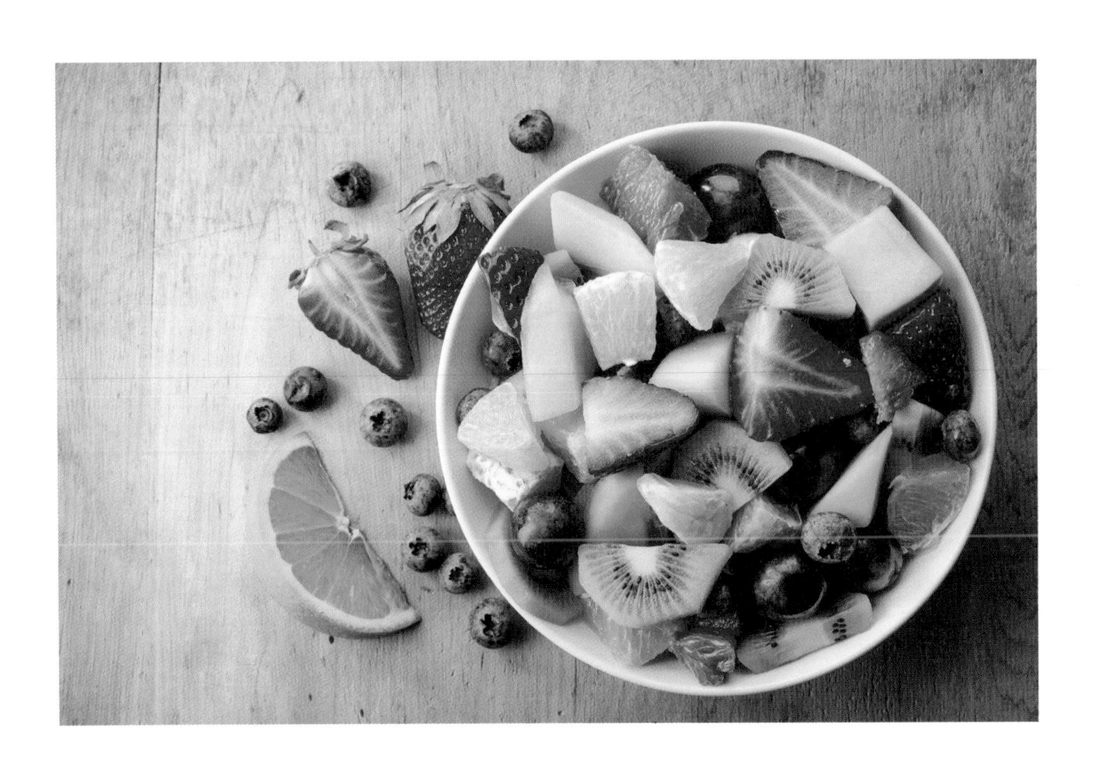

講完了沉澱，再來說說味道。網友們反映，牛奶加了木瓜或奇異果後，會產生苦味，其實這是蛋白酶搞的惡作劇。奇異果、木瓜、鳳梨、芒果等水果中，含有較多的蛋白酶，特別是不太熟的奇異果，酶的活性相當可觀。

如果在做肉類美食時，先用這些水果泡一泡肉丁，能夠起到一定的嫩肉效果。但對於嘴巴和牛奶來說，和這些蛋白酶親密接觸時就不那麼愉快了。

吃奇異果和鳳梨時，有扎嘴的感覺，是因為酶分解了口腔黏膜的蛋白質造成了痛感。把這些水果放進奶中，如果不是馬上吃掉，而是過半小時後再吃，那麼因為這些酶會迅速分解牛奶中的蛋白質，生成一些帶有苦味的肽類，會讓牛奶的味道變得難以下嚥。同時，牛奶也可能會變成凝凍狀一剛才已經說過凝凍的原因了。

在和牛奶做搭檔這件事上，水果可以說是狀況連連。不過，在瞭解牛奶蛋白的特性後，我們就能夠想辦法讓它和水果和睦相處了，以下幾個原

則很重要：

1. 牛奶或優酪乳中所加的水果不要太酸、太澀、太多。不夠熟的水果往往更酸澀，和牛奶蛋白質的作用更強。

2. 殺滅或抑制酶的活性，比如把水果蒸煮熟，或者和牛奶一起打汁時加些冰塊降溫。

3. 水果切大塊放進優酪乳中，不要切得太碎，讓酶和牛奶蛋白質的接觸面小一點。然後趕緊吃掉，減少酶作用的機會，就不會有苦味的問題了。

有朋友要問了：那麼「木瓜牛奶」這道美食該怎麼做呢？很簡單，只需先把木瓜蒸熟，或者用微波加熱到中心溫度為 70℃左右，把蛋白酶滅掉，就可以放心地和牛奶搭配了。比如說，木瓜燉牛奶時，先燉木瓜，後放牛奶，味道還是很不錯的，既不會發苦，也不會有沉澱。

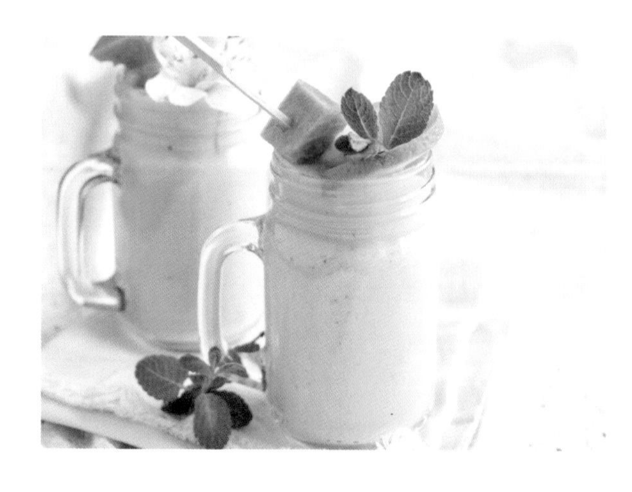

至於如果想喝水果奶昔或吃水果冰沙，只需保持在低溫條件下打汁，或者把水果和牛奶先冷藏，再加些冰塊便可（低溫能夠暫時抑制酶的活性）。不過，只要溫度升高，蛋白酶還是會活躍起來的。所以在打好之後，趁著冰爽，盡快享用它們吧！

7 基改食品能吃嗎？你怎麼看？

Secrets from the kitchen

如果說起來什麼涉及食品的話題爭論熱度最高，那恐怕要首推基改食品。基改食品和正常的食品有什麼區別？超市裡的食品中有基改的嗎？一般人如何區分一種食品是不是基改的？到底能不能吃？你敢不敢吃？經常有人問我這些問題。

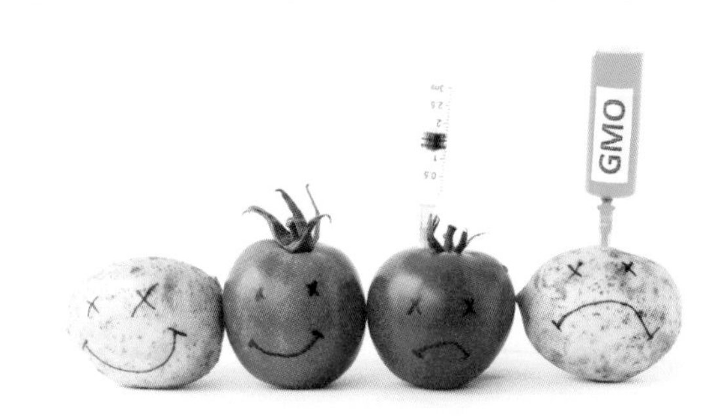

我不是基改食品安全專家，不是品種專家，甚至不是農業專家。我的回答僅基於我的生物學和食品科學專業基礎，基於我作為中國農業大學教師多年來耳聞目睹的相關知識，以及一個理性購物者的理解和邏輯，供各位讀者參考。

1. 只要是超市中合法銷售的食品，都能吃。

如果在各項毒性試驗中證明有害，就不會讓它們進超市。

我所在的中國農業大學食品科學與營養工程學院，有一個轉基因食品安全評價中心。各種基改相關農產品，在研發過程當中，就要不斷地做毒理學試驗，包括急性毒性試驗、慢性毒性試驗、蓄積毒性試驗、致畸試驗、致癌試驗等。如果發現有問題，這個產品的研發就不可能繼續下去，更不可能有機會進入市場。

相比而言，倒是很多號稱「純天然」的東西，沒有做過毒理學評價，還真不敢隨便吃。按中國法規，一些沒有廣泛食用基礎的可能食材，要作為「新資源食品」進行全面的毒理學評估，證明無害之後，才能作為食品原料使用，否則在超市銷售它們是違法的。

2. 非純天然不等於有害，純天然也不等於無害。

很多人認為基改就不是純天然了，有牴觸心理，對純天然的野菜野果之類倒是很放心。

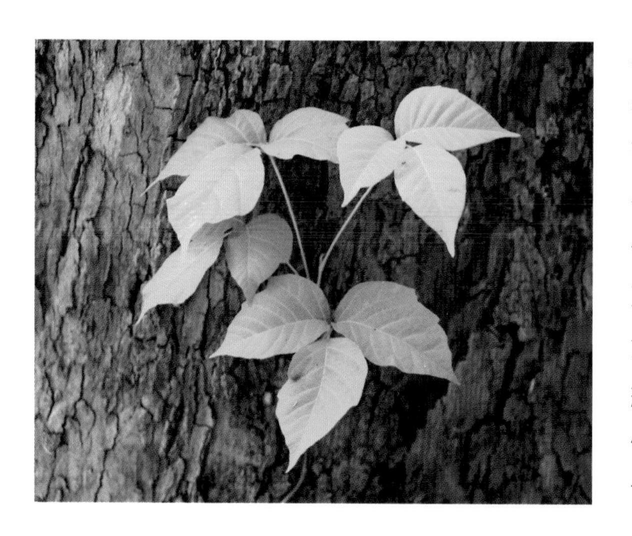

其實純天然的東西不等於無毒。比如野草、野果、野蘑菇中，有毒的品種非常多。傳說「神農嘗百草，日遇七十毒」，可都是純天然的毒草。河豚毒素、有毒貝類毒素，都是大自然當中形成的純天然毒素。自古以來，它們不知奪去了多少人的生命。

沒有經過人工栽培的食材，同樣不意味著沒有環境污染。例如，「蘑菇含大量重金屬」的傳說，只適用於一些重金屬污染地區的野生蘑菇產品，農區用秸稈、棉籽殼養殖的蘑菇，並不接觸太多環境污染物，倒是很安心的。

反過來，不是純天然生成的食材，也不等於一定有害。我不是基因方面的專家，但聽其他學者說，大自然中就存在天然的跨物種「基改」現象，人類的做法只不過是提升了選擇性和加快了選擇速度而已。同樣，人工組織培養出來的脫毒植物，人工發酵製作的維生素和保健產品，只要符合相關的食品安全法規，都是不必恐懼的。

實際上，醫學界早就開始在疾病治療中使用基改方法生產出來了多種人類蛋白質類物質，患者們會因此獲益，因為讓細菌和動物替我們生產人類的蛋白質，總比從活人身上提取這些成分更人道、更安全，資源也更豐富。

3. 標註是基改，不等於它特別不安全。

按法規，食品中含有基改的原料時需要標註，並不是因為它有毒，而是因為尊重人們的認知和選擇，而且遵循市場規律。有些農產品的基改品種和非基改品種之間存在價格差異，比如基改大豆因為產量高、含油多，比低脂肪、高蛋白質的非基改大豆便宜一點。標註出來有利於消費者瞭解產品成本，也有利於食品加工企業選擇應用，但這和安全性沒有直接關係。

另外，鑒於很多人對此有疑問，標註出來也是為了能夠尊重每個人的選擇，這是合情合理的做法。人們有充分的自由來拒絕一些實際上沒有安全問題的食物，比如有人不吃昆蟲，儘管養殖的可食昆蟲高蛋白、低脂肪，維生素和微量元素含量豐富。還有人因為宗教信仰、環保理念，甚至因為不喜歡某個食品的生產國而選擇不吃某些食物。在食物選擇方面的研究中，食物選擇影響因素多種多樣。

4. 基改產品所做的安全管理其實比普通食品更多。

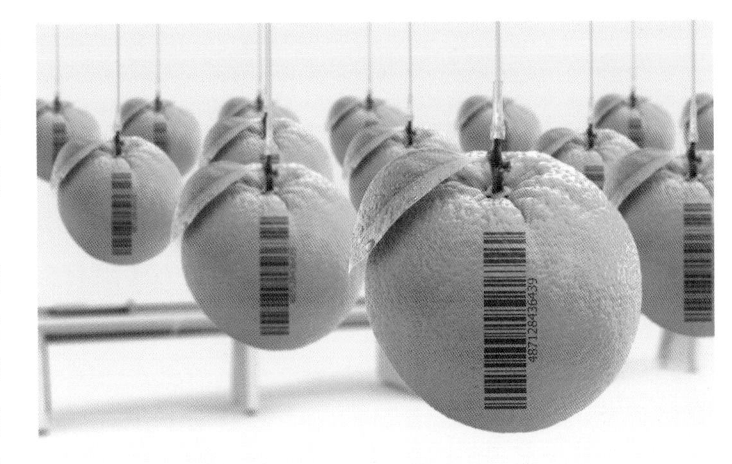

普通食品並未受到嚴格的監管，而基改的產品從研發階段就一直要做各種毒性試驗。所以，它出現嚴重安全問題的可能性非常小，甚至比很多野菜野果小得多。如果你不信中國的監管，那麼你可以去美國看看。美國不僅有基改植物大量生產，還有基改的三文魚可以銷售。

很多人擔心基改食品含有過敏因素、毒素等。其實，平時我們習以為常的一些食品，其中也含有過敏因素和毒素。比如海鮮、堅果、蛋奶都是常見過敏原，花生過敏甚至是可以致命的。鮮黃花菜、生豆角、發芽變青的馬鈴薯、部分貝類、部分蘑菇等很多日常食品中都含有可以導致急性中毒的毒素。燒烤肉類、熏製食品、醃肉、鹹魚等傳統食品中都含有已知的致癌物，長期食用的致癌效應也早已得到肯定。但是，人們也沒有那麼恐懼它們。那麼為什麼要特別恐懼暫時還找不出危害證據的基改食品呢？

也有人爭論說，基改產品中可能殘留除草劑，這些除草劑是有毒的。但是，非基改產品也是普遍使用除草劑的。而人們擔心的草甘膦這種除草劑，並不是農藥當中毒性很大的一種。所謂「可能致癌」聽起來好像挺嚇人，其實它連國際癌症研究機構（IARC）的 A 類致癌物名單都沒有進，還在「2B」等級當中，和鹹菜一個等級。所以，只要殘留量沒有超標，用不著特別害怕。

相比而言，我們不太恐懼的酒精、鹹魚、火腿、香腸之類，倒是已經進入了 1 類致癌物名單。烹調油煙在 2A 等級裡，油炸食品中富含的丙烯醯胺也在 2A 名單當中。少吃些熏烤煎炸和傳統方法醃製的食物，對預防癌症的意義更大些。

5.「吃幾十年之後有可能有害」這種說法並不正確。

說基改食品可怕，最常見的說法就是：現在時間短，還看不出來，萬一幾十年之後有什麼害處呢……這種說法，多少有點「莫須有」的意思。

國際上有流行病學研究證據表明，天天吃白米飯、白饅頭，和吃五穀雜糧比較多的人相比，幾十年之後容易患上糖尿病。天天吃牛肉，和吃紅肉少的人相比，幾十年之後容易患上大腸癌。難道人們會因為這個一輩子不肯吃白米飯和牛羊肉，一看到它們就感覺恐懼嗎？

比如說，基改的大豆油，幾乎所有餐館都在用，很多加工食品也在用，但吃的人並沒有什麼感覺，說明它的危險不是短期見效的。相比而言，連續熬夜 3 天，你體會一下，有沒有什麼不良感覺？研究表明，長期睡眠節律紊亂或睡眠不足，會增加患高血壓、腦中風、糖尿病、肥胖和多種癌症的風險。那麼你為什麼敢天天晚睡熬夜不恐懼，卻很恐懼吃基改食品呢？

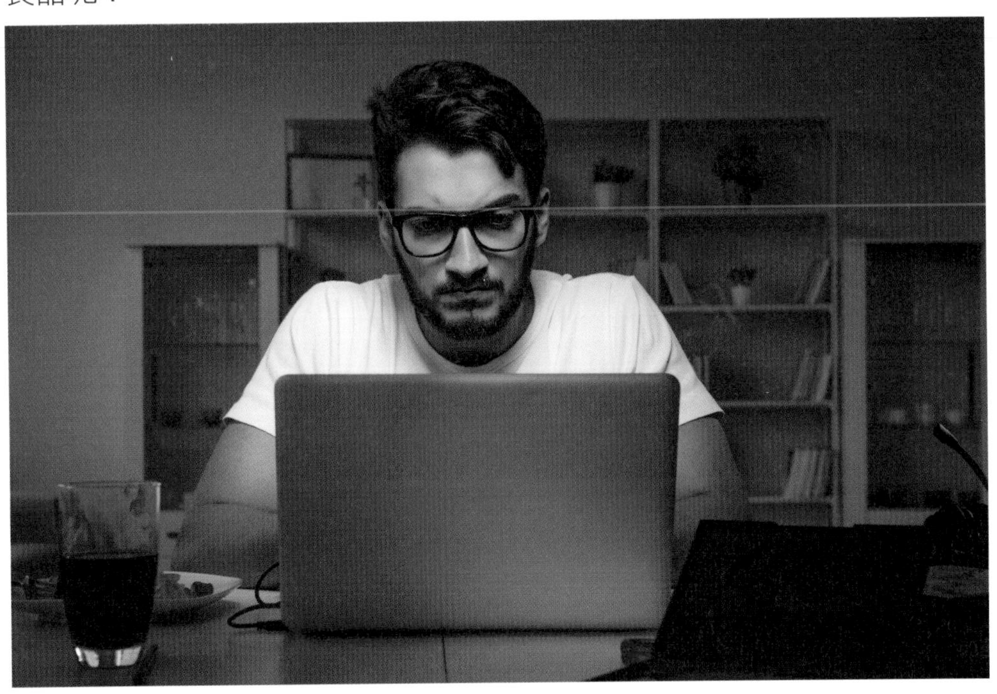

6.生活中，比基改食品風險大的因素更多！

比如說過馬路闖紅燈。
比如說開車超速超載。
比如說坐在車上不繫安全帶。
比如說用不合格的接線板和電線電纜。
比如說瓦斯爐、熱水器多年不維修不更換。
比如說經常吃燒烤，容易患上多種消化道癌症。
比如說很少吃蔬菜，會增加患多種癌症、心臟病、腦中風的風險。
比如說熬夜、黑白顛倒地生活，會增加患多種癌症、糖尿病、高血壓等疾病的風險……

這些風險都是板上釘釘的，而人們不怕。基改的危害至今還沒有得到確認，還停留在傳說階段，說明它顯然不是生活中的主要矛盾。既然如此，就別把太多精力用在這方面了。

7. 基改食品和健康沒有絕對關係。

比如說，菜籽油基改變成芥花油之後，改善了脂肪酸成分，可能對心肌不利的芥酸含量大幅度下降，單不飽和脂肪酸比例增大，健康性質提升了。這是我所知道的唯一一個目前市售的基改產品改善食物營養組成的案例。

基改大豆油脂含量高，於榨油企業是降低成本的好事，於豆腐製作企業就沒什麼好處了，因為豆腐產品與其中的蛋白質有關，油脂含量高反而不利於產品效益的提高。

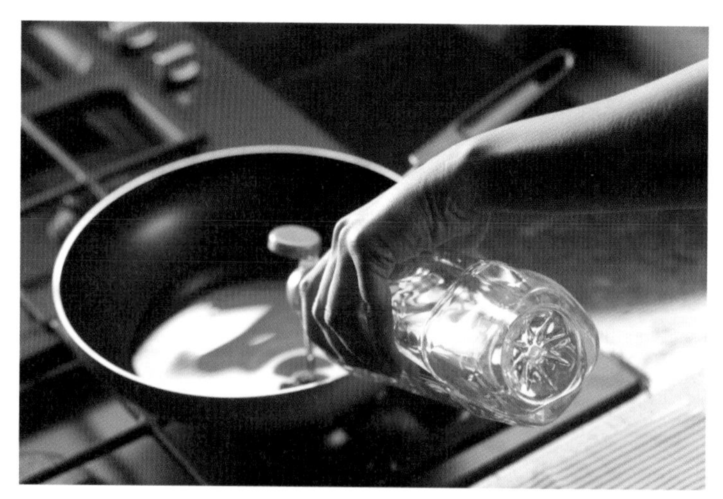

從營養角度來說，中國人的炒菜油攝入量已經太多，促進肥胖的風險很大，少吃點油有益無害。同時，大豆油耐熱性不佳，冒油煙的加熱時間長了容易發生氧化聚合，所以我並不贊成餐館為了便宜而大量使用這種大豆油來做「過油」的烹調，也不鼓勵人們大桶買這些油來做爆炒菜。

8. 基改食品能用眼睛看出來，用嘴嘗出來嗎？

多數基改農產品轉的是一些抗除草劑、抗病、抗蟲之類的基因，和營養價值、口味及外觀都無關。這種產品是沒法用感官區分出來的。當然，若能少用點農藥，我也是支持的。

我至今還沒有聽說市場上有專門考慮大小、顏色的基改農產品出售。什麼紫薯、紫馬鈴薯、紫高麗菜、紫玉米、小番茄、大青椒之類，其顏色和大小，都與基改沒多大關係。

大自然中有各種顏色的種子和果實，我們日常只見到一種顏色、一類大小的產品，只不過是中國種植這種品種比較多而已，不要以為其他顏色和大小的產品就不曾出現在這個地球上。如果能去種質資源庫[1]看看，就會知道馬鈴薯就有至少幾百個品種，紅皮、黃皮、白皮、紫皮，紅肉、黃肉、白肉、紫肉，什麼樣的都有，它們互相雜交出來的品種，花樣就足夠多了，真的犯不上花那麼大成本去做什麼基改。說白了，很多對農產品大小、顏色的猜疑，其實只是少見多怪罷了。

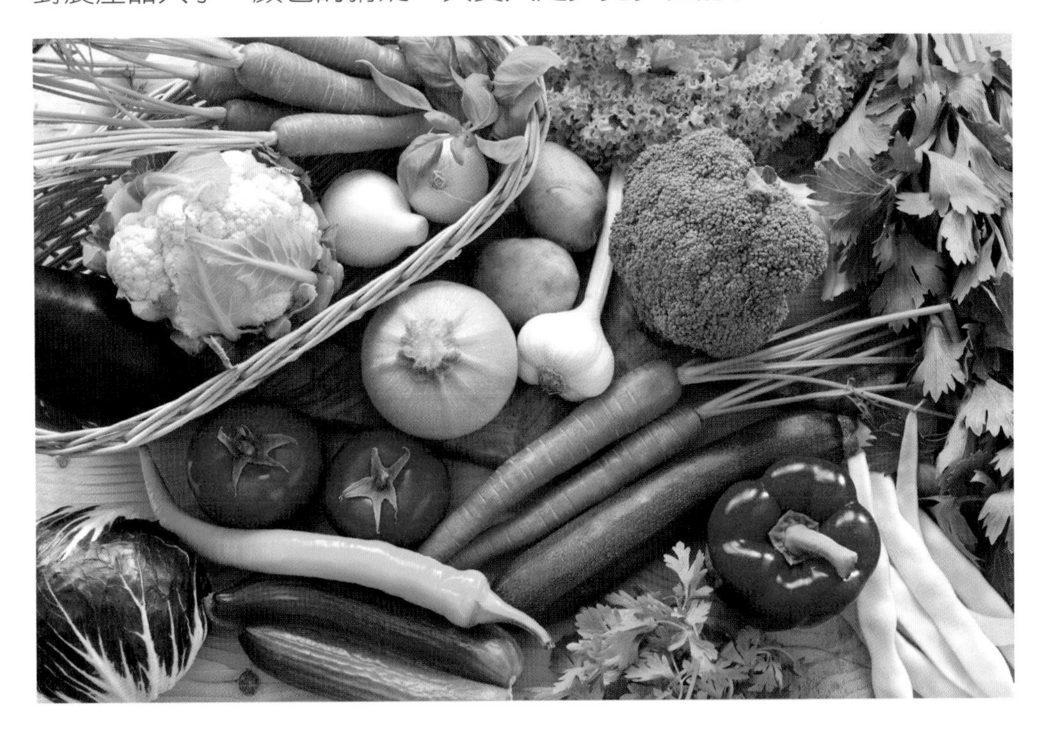

黃金大米是我所知道的唯一一個有關顏色的基改農產品研究項目，它試圖把黃色花朵中的胡蘿蔔素基因轉移到大米當中，目標是減少貧困國家居民的維生素 A 缺乏症，因為每年有數以萬計的貧困兒童因為缺乏維生

1 種質資源庫位於昆明北郊黑龍潭的中國科學院昆明植物研究所裡，保存著來自中外大量野生植物種子，3 萬多種植物及豐富的動物種質資源。

素 A 而失明或早夭。但這個產品還在研究中，研究了多年，還沒有上市呢。
我個人認為，胡蘿蔔在大部分國家裡都很廉價，東南亞國家的橙黃色水果和綠葉蔬菜也不少，只要加一點油脂烹調幫助其吸收利用就可以了，其實用不著靠吃這種轉了胡蘿蔔素基因的大米來解決營養問題。但是，作為一種研究探索，我沒有什麼意見。

總之，在符合安全標準的基礎上，挑營養價值高的食物吃就行了，不必恐懼。比如說，我知道市售木瓜產品大多是基改的（中國國內唯一一種合法銷售的基改蔬果），農業部也公開說明過這件事，但我還是照吃不誤。因為木瓜含維生素 C 和胡蘿蔔素都不少，熱量不太高，是個營養價值不錯的水果，味道我也喜歡。

若實在不想買基改的產品，就好好看產品包裝上的配料表，其中會說明有無使用基改原料。如果這樣還有懷疑，那就想買什麼買什麼吧。不買基改食品，也是每個消費者的自由。

9. 這件事到底和安全有多大關係？

人類對科學的新發展往往是懷疑的，基於一種保守的心態，恐懼未知的事物，恐懼自己不瞭解、不可控的事物，其實也算是天性之一。

比如歐洲人對電子支付就有戒心，認為用手機掃描二維碼購物，把自己的電話號碼等資訊留給那麼多不認識的人，可能會使隱私洩露。

但無奈，社會就在發展，人類的天性使得多數人會選擇最方便、最合算的做法。潮流如此，順之者昌逆之者亡，也沒法抗拒。我相信，歐洲人早晚也要走到手機電子支付這條路上來。

如果基改的技術會降低成本，提高產出，那麼按經濟規律，農產品和食品企業一定會接受它，消費者也就會被動地接受它。因為並沒有多少人願意為了純天然而付出更多的錢，絕大多數人都會選擇最便宜的產品。

我相信中國沒有多少人因為基改原因抵制用基改大豆油做的餐館菜餚，也沒有多少人因此而抵制以用基改玉米加工出來的高果糖漿為成分製成的可樂、雪碧之類的甜飲料。

當初討論如何禁用「口水油」的時候，四川的一個記者就調查發現，其實沒有多少人願意為了提升烹調油的品質，讓餐館都用新油來做「水煮魚」之類大油量的菜餚，成本要高出很多。

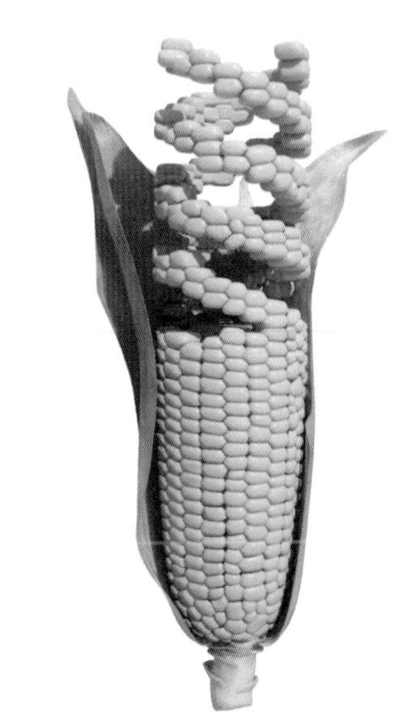

説到這裡已經能夠理解，要不要基改，在很大程度上不是一個安全問題，而是一個經濟問題，不僅涉及農業技術，還涉及多個產業發展、加工成本控制、國際貿易平衡等問題。無論支持或反對，都有經濟因素在裡面。是否還有其他因素，不得而知。

我以前總是擔心基改植物影響生態平衡。而且我覺得，是否發展基改，是否高產，其實和能不能養活人類關係不大，少點浪費，食物就夠用了！中國每年浪費多少食物？各環節的浪費和損失加起來，能占產量的30%～40%！僅中國餐飲業的食物浪費量，每年就能養活幾千萬人！

後來想想，影響生態平衡的因素太多了，這個還不一定是最要緊的因素呢！算了，就不為它糾結了，我還是多想想營養問題吧……各位讀者，您也別糾結這件事了。

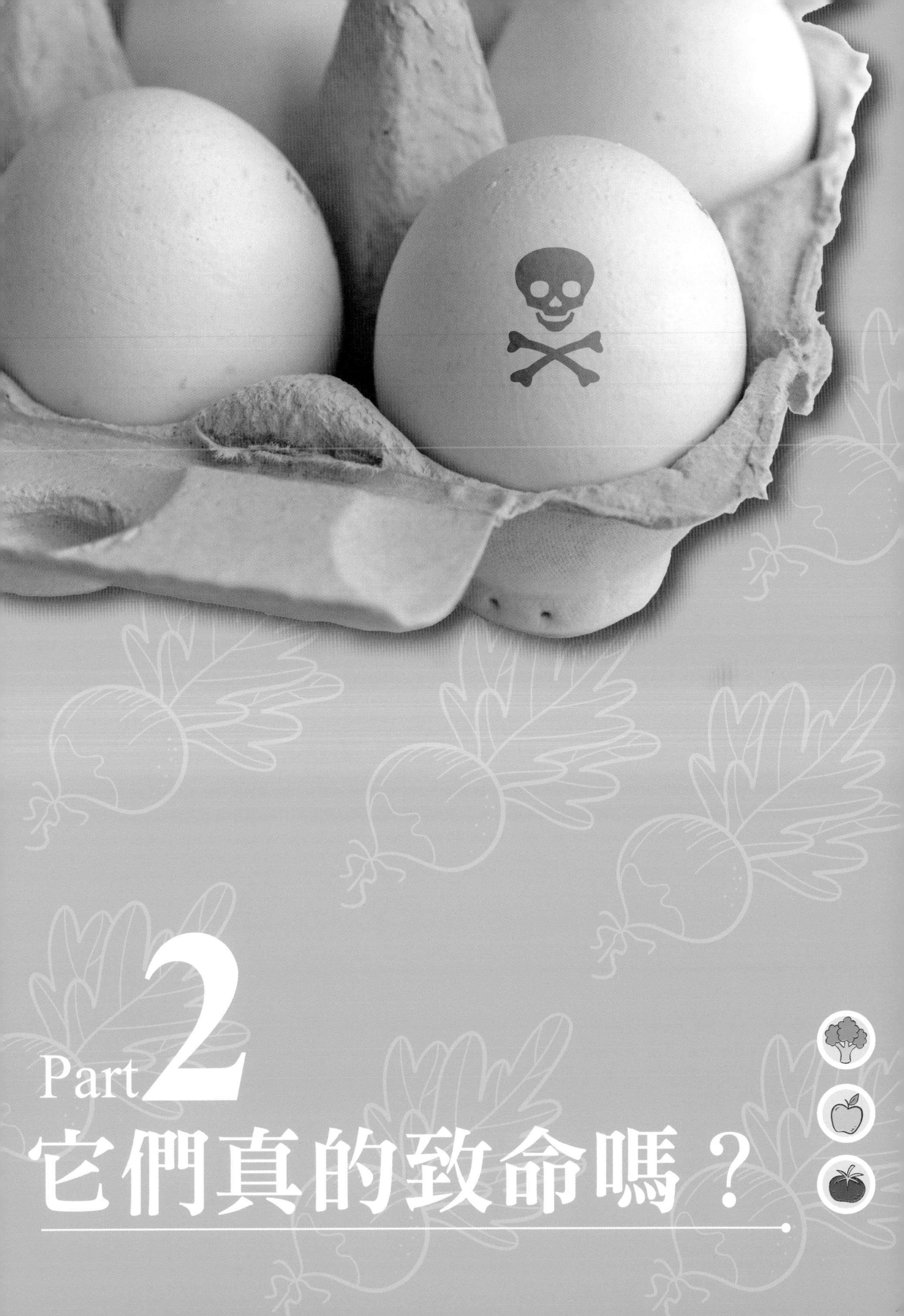

Part 2 它們真的致命嗎？

1 吃了有毒的果仁，怎麼辦？

Secrets from the kitchen

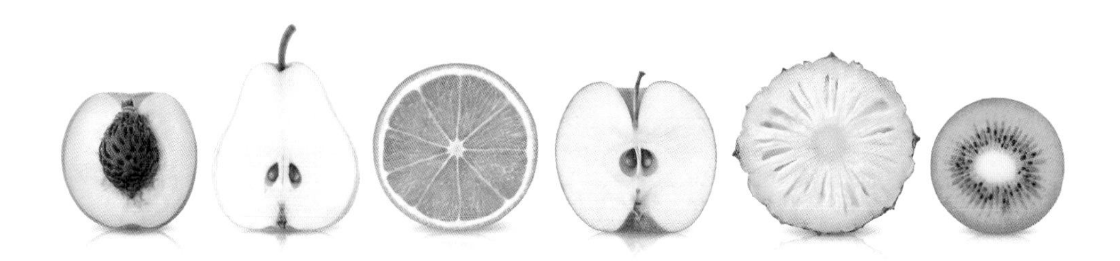

很多人都曾不小心吞下一些果核，或者把果核打到果蔬汁裡一起喝掉。如果是有毒的怎麼辦？會長期積累中毒嗎？苦味的東西是不是都有毒性危險？

6 道真實的網友疑問

問題 1：蘋果核有毒不能吃嗎？我常常是連蘋果核一起吃下去的，不過有時候不小心碰到咬破的果仁，舌頭就有點苦，有點發麻，這是不是說明果仁裡面含有毒素？

答 蘋果仁中確實含有毒性的氰苷，好在含量沒有苦杏仁那麼高，少量進一點還不至於產生危險。

部分水果的果核或種子是有毒的，比如蘋果、梨、桃、杏、李子、櫻桃、枇杷等水果的種仁中含有氰苷（也稱為含氰糖苷、生氰苷等），水解後會產生有毒的氫氰酸，和苦杏仁有毒的原理是一樣的。說簡單點，它們和氰化鉀的中毒原理類似，也是與鐵離子牢固結合，使細胞失去能量來源而致人中毒。

不過，先不要感覺恐怖。因為毒藥想發揮殺人的作用，也要吃夠量。這些果仁中所含的氰苷含量多少不同，有的很低，也有的略高些，但畢竟不是提純的毒藥，到不了吃幾粒就中毒死亡的程度。

舌頭嘗到苦味，都是祖先傳下來的身體本能在警示你，這東西可能有毒，躲遠點，別吃它。誤吃後趕緊吐掉。所以苦味的東西千萬不要隨便吃。比如某影視劇裡有吃苦杏仁自殺的情節，就是因為氰苷。還有苦瓜和發苦的黃瓜，雖然是常見蔬菜，也不是人人可以多吃的，容易拉肚子、消化不良的人最好別吃。

問題 2：家裡買了台具有破壁功能的食品加工機，據說它的好處就是吃水果時可以連核帶籽一起打進去，這樣營養才全面！你說蘋果的種仁有毒不能吃？可是我連蘋果籽一起打過好幾次果汁了，也沒有發生中毒啊！最近懷孕了，孕婦還能這麼喝嗎？

答 蘋果種仁有毒是肯定的，但關鍵是種仁的量有多大，你又喝了多少果汁。畢竟一個蘋果中果仁一般占的比例很小，果仁中所含的氰苷數量也不是非常多，對成年人來說，將蘋果籽和果肉混合打漿食用，發生急性中毒的風險很小，來自果仁的一丁點苦味可能還會增加蘋果汁的風味。

然而，畢竟每個人的解毒能力和消化道敏感性不同，所以對於體弱者和嬰幼兒來說，蘋果、梨、櫻桃、桃、杏、李子、枇杷等果實打汁前還是去核為好。你現在是孕婦，而且是孕早期，對各種化學物質敏感，也要適當小心，萬一發生嚴重腹瀉也是很危險的。

這裡順便說一句，很多人迷信野菜、野果、野蘑菇等各種野生東西；也有人以為吃某些特殊部分有保健作用，如水果籽、水果皮、種子殼等。其實，好吃、安全的食物，祖先都用生命和健康為代價替我們篩選過了。傳統很少吃的食物品種和部位，多半是難消化、有毒性或藥性的。別拿自己的身體當小白鼠，沒事就做個毒性試驗玩。

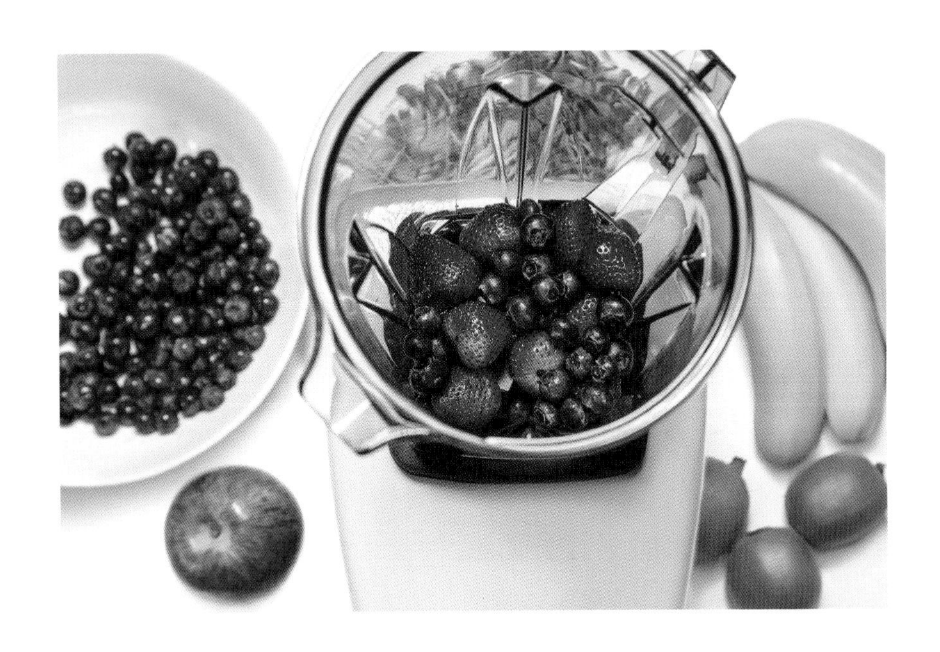

問題 3：我剛聽說果仁有毒這回事！可是我以前有過好幾次都把果仁嚼碎了一起咽下去了，是不是會發生慢性中毒？

答 種仁中氰苷所產生的毒性是不會持久也不會積累的。幾小時內若沒事，過後就永遠沒事了。別擔心，沒有慢性中毒的危險哦。首先，少量種仁中的氰苷沒有那麼大量；其次，身體也有一定的解毒能力和耐受能力。大部分人都曾吃到過含有毒素的食物，但仍是平安無事的，主要原因是吃到的毒素量足夠少，還在身體可承受範圍之內。

問題 4：我吃石榴和葡萄的時候，嫌吐籽太麻煩，就一起吞下去啦，好像也沒有發生什麼事情，會不利於健康嗎？

答 是的，較小的種子吞下去倒是沒什麼危險。蘋果籽也好，葡萄籽也好，西瓜籽也好，若直接吞下去，不能被胃腸消化，它們在從人體消化道中通過之後，會從大腸排出去。不過，這些不消化的植物種子會促進大腸的運動。其實植物當初就是打的這種如意算盤，希望動物們吞下小籽之後，別傷害這些種子，最好盡快把它們排出來，順便施點肥，下一代果樹小苗就會長得特別茁壯呢。

不過，打碎的果仁也好，整個吞的水果籽也好，因為促進大腸運動的能力太強，都不適合容易腹瀉和消化不良的人吃。如果正在拉肚子，就 更加不要吃啦。家裡如果有 3 歲以下的小寶寶，還要注意看護，避免寶寶吃水果的時候把果核、果仁嗆到氣管裡，或者吃進去棗核之類堅硬、有尖的果核，刺傷消化道。

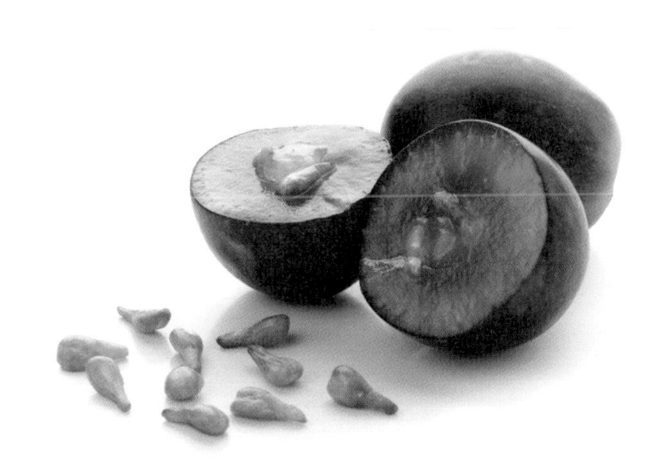

問題 5：最近傳說櫻桃的果核是有毒的，能毒死人？去年就聽說有人用 1kg 沒去果核的櫻桃放在破壁機裡打汁喝，結果送去醫院搶救了……

答 櫻桃果仁沒有苦杏仁毒性那麼大，但到底吃多少粒才能中毒，那就要看具體品種中的毒素含量，一次吃了多少果仁，以及身體的毒素吸收速度、解毒能力和抵抗力如何啦！

不管怎麼說，絕對不提倡用 1kg 櫻桃帶核打汁，然後一口氣喝下去。打果汁、果漿這種方式，因為喝起來比直接吃水果方便，所以特別容易吃過量。

此外，有些水果對消化道不太友好，再加上打碎的種仁殼纖維本身就促進大腸運動，不宜一次吃過多。比如說，胃腸較弱的人吃 1kg

櫻桃本來就容易拉肚子、肚子疼，再加上那麼多粒種仁中的毒性物質，兩項加在一起，令人上吐下瀉的效果更加厲害，也難怪要送到醫院治療了。

問題 6：那麼多水果的種子都有毒嗎？那為什麼巴旦木和杏仁就沒有毒呢？西瓜籽也沒有毒啊！我一直以為水果是最安全的食物呢。

答 日常當零食吃的巴旦木和甜杏仁，是人類專門篩選出來的低毒果仁。可不是什麼桃仁、杏仁都能敲開果核隨便吃的。用來吃水果的品種，並不是專門吃果仁的品種，不能保證果仁中不含有毒性的氰苷。含有氰苷的果仁是發苦的，比如苦杏仁就是最常見的含氰苷果仁，作為藥材，在藥店裡有售，網上也能買到，但必須按醫生開的處方限量吃。若用來煲湯，也只能放少量一點，通常市售的煲湯材料包中都配好了量。

此外，常吃的銀杏也是含這種毒素的，所以也需要限量。舌頭嘗到苦味，就是身體的本能警惕性地在提醒你，這東西可能有毒。所以苦味的東西千萬不要隨便吃。

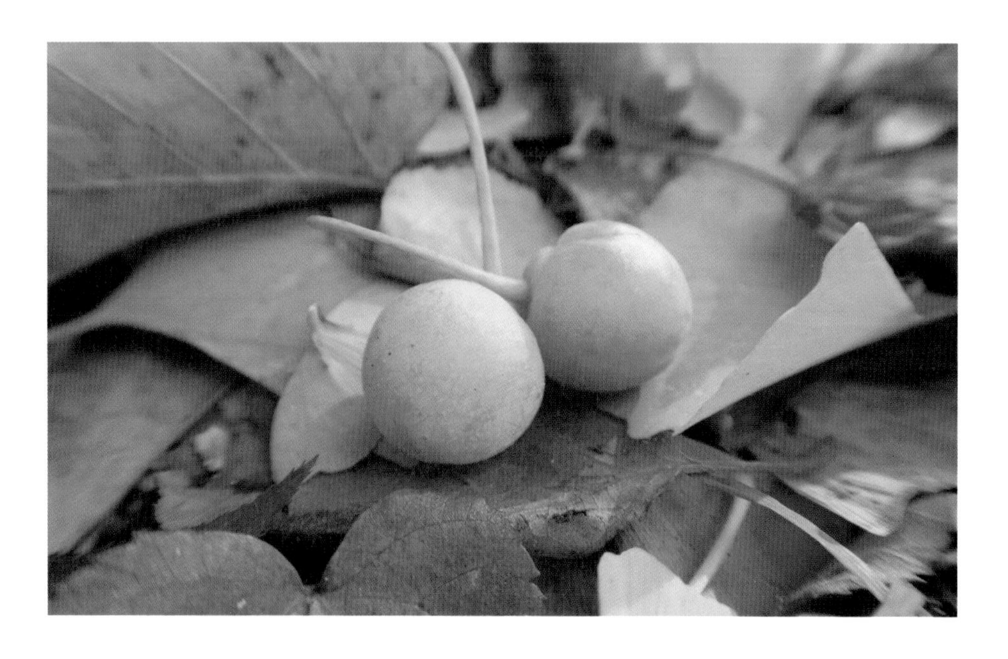

2 味精有毒？多吃會發胖？

Secrets from the kitchen

味精（麩胺酸鈉）這種添加劑可能遇上麻煩了。歐盟食品安全局於2017 年 7 月 12 日發表聲明，對涉及麩胺酸和麩胺酸鹽（包括麩胺酸鈉，即味精）安全性相關研究報告進行重新評估之後，認為需要限制消費者攝入這類食品添加劑的數量。

味精有多毒？

雖然西方曾經有「中國餐館症候群」的傳說，少數用餐者吃了含有大量味精的菜後會感覺頭痛、臉紅、呼吸及心跳加速等，很多歐美中餐館明示「沒有添加味精」，不過這種情況在中國人當中十分少見。

從毒性試驗角度來說，小白鼠口服味精，其 LD50（半致死量）為16200mg/kg；而食鹽為 5250mg/kg；根據毒性分級，LD50＞15000mg/kg 即為絕對無毒。也就是說，味精的急性毒性比食鹽還要小得多！實際上，麩胺酸可以用作清除血氨的保肝藥物，口服量高達幾千毫克以上。

在中國的食品添加劑安全標準 GB 2760—2014 當中，味精被歸類為可以按照生產需要數量來自由添加的食品添加劑。

歐盟為什麼要限制味精？

那麼，歐盟最近嚷嚷著要限制味精的攝入量，原因是什麼呢？按該機構的說法，麩胺酸鹽可能給人帶來的不良反應，除了頭痛、口渴之外，還有升高血壓、提升胰島素水準等。頭痛、口渴和升高血壓的後果比較容易理解，因為味精（麩胺酸鈉）也是鈉鹽，3 勺味精或 2 勺雞精，就相

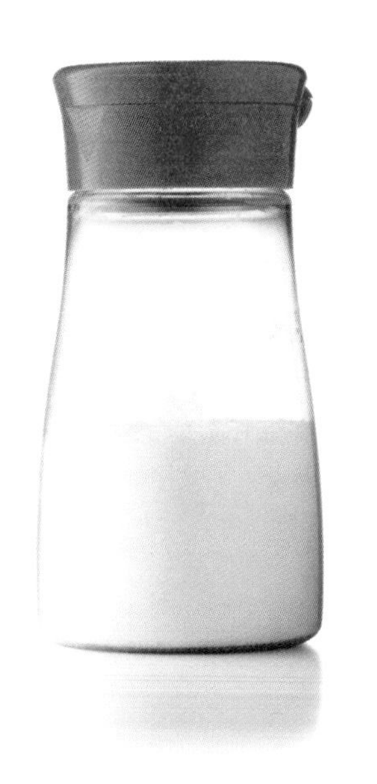

當於 1 勺鹽的含鈉量。如果在正常放鹽之後再加很多味精、雞精，顯而易見，會顯著提高一餐中的鈉攝入量，和多吃鹽是一樣的。鹽攝入過多則會造成口渴、血壓升高，部分人吃得過鹹之後還容易頭痛。如果把麩胺酸鈉換成麩胺酸鈣，有可能消除鈉過量帶來的麻煩，但如果大量添加，每天吃好幾克鈣，也有超量的可能性。

味精讓人容易發胖？

不過，如果由中國專家來評估麩胺酸鹽的安全性，限制它的可能原因也許是擔心吃味精會導致肥胖。

其實，味精是否增肥，早就是學界討論的話題了。

以往在一萬多名中國居民中進行的跟蹤調查研究發現，即便年齡、性別、食物熱量攝入和體力活動量完全一樣，只是膳食中麩胺酸鹽的攝入量高，也就是味精吃得多，就有促進成年人體重增加的危險。在消除其他相關因素影響之後，攝入量最高的前 20%受訪者（中位數 4.19g/d）比攝入量最低的後 20%受訪者（中位數 0.63g/d）的肥胖風險增加了 40%（He et al, 2011）。

關於味精增肥的原因，有各種學說。生理學研究很早就發現，麩胺酸是一種興奮性的神經遞質，大量的麩胺酸甚至會使下丘腦的神經壞死。實際上，在製造肥胖小鼠模型時，方法之一就是注射大量麩胺酸來破壞新生動物下丘腦的食欲控制功能。即便如此，多數研究者還是相信，從食物中吃進來的麩胺酸鈉，首先量沒有那麼多，其次也不可能大量從腸道中進入大腦，引起食欲控制的障礙，所以正常量的麩胺酸鈉是安全的（Brosnan J T et al, 2014）。

也有研究顯示，即便是經口攝入，高水準的麩胺酸鹽也可能使大腦的弓狀核發生病理性改變，引起對「瘦素」（一種脂肪組織分泌的激素，有利於降低體重）的抵抗，降低食欲控制功能（Hermanussen M et al, 2006）。

還有研究發現，在動物試驗中，高攝入量的麩胺酸鈉降低了大鼠胰腺的 β 細胞量，而這種細胞是分泌胰島素的場所，也就暗示著過多的麩胺酸鹽有可能影響血糖控制能力（Boonnate P, 2015）。不過，這項研究的味精攝入量是 2mg/g（體重），這個量相當於一個 60kg 體重的人每天吃 120g 味精，比平均攝入鹽的量還多 10 倍，顯而易見是完全不符合常情的。並沒有試驗能證明，日常攝入量（從不到 1 克至幾克之間）會引起同樣的麻煩。

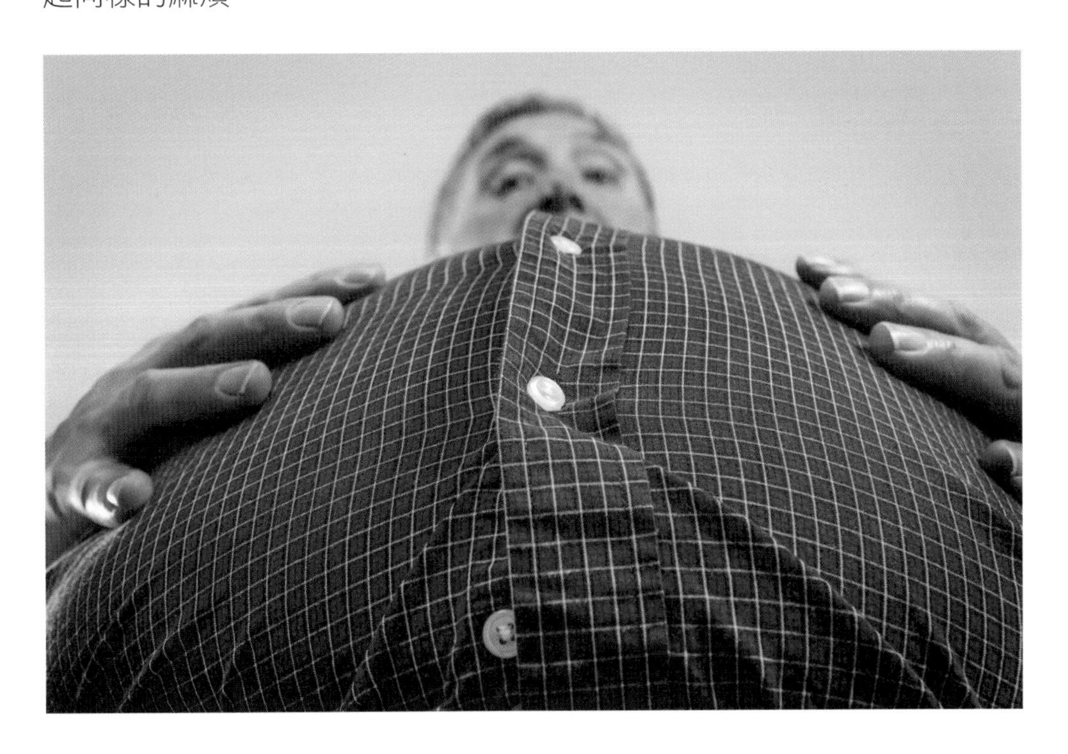

味精增肥，是因為鮮味引誘人多吃嗎？

有些人會提出疑問：味精讓人胖，難道不是因為味精能增鮮嗎？如果食物味道鮮美，能促進食欲，就會讓人想多吃啊！多吃就會胖啊！但是不要忘記，在中國的研究當中，即便在同樣能量攝入水準下比較，仍然能發現味精促進肥胖的效果。可見，這種效果未必與多吃東西有關。

實際上，「味精讓人多吃」這種說法本身就有爭議。國外研究發現，在提升鮮味之後，雖然會讓人感覺美味，暫時性地增加食欲，但同時也會提升飽腹感（Masic U, 2014）。在超重肥胖女性中做的研究發現，在富含碳水化合物和蛋白質的餐前湯裡添加味精後，雖然當時食欲增加，但一日取食的總能量攝入反而會減少（Miyaki et al, 2016）。所以，食物加了味精一定會造成食量上升的說法很難站住腳。其他一些國家的膳食調查並沒有確認味精促進肥胖的效果，說明味精的作用還可能與國情、膳食內容和遺傳體質等其他因素有關。

新發現：味精增肥，可能與腸道細菌有關！

那麼，為什麼在中國的多項調查中的確發現吃味精和發胖有關呢？中國研究者在 Nature Medicine 上發表的最新研究提供了一個可能的答案。這項研究把麩胺酸鹽、肥胖和近期最時髦的腸道微生態聯繫到了一起。

研究者發現，在中國人的腸道當中，胖子和瘦子的菌群不一樣。其中有一種 BT 菌（多形擬桿菌），在胖子的腸道裡特別少，可算是有中國特色的瘦細菌。把這種 BT 菌灌入肥胖小鼠的胃裡，結果，這種菌能夠把麩胺酸代謝為 γ-氨基丁酸，使血清中的麩胺酸濃度下降，胖老鼠的肥胖程度也減輕了。在胖子當中的研究也證明，BT 菌含量升高之後，血液中的麩胺酸含量就降低了，同時脂肪酸的分解增加，脂肪積累減少，於是老鼠就變瘦了（Liu R et al, 2017）。

這就能解釋，並不是什麼人吃味精都會胖。如果你比較幸運，腸道菌群中的 BT 菌比較多，那麼即便吃進去麩胺酸，也有 BT 菌幫忙來處理掉，很可能血液中的麩胺酸濃度並不會升高，對瘦素和脂肪代謝不至於產生影響，那麼人也不會發胖。

當然，胖瘦並不是只有麩胺酸這一種影響因素。即便你吃了加味精的飯菜，但因為食物營養平衡合理，運動比較充分，代謝活力高，也照樣是不會發胖的。

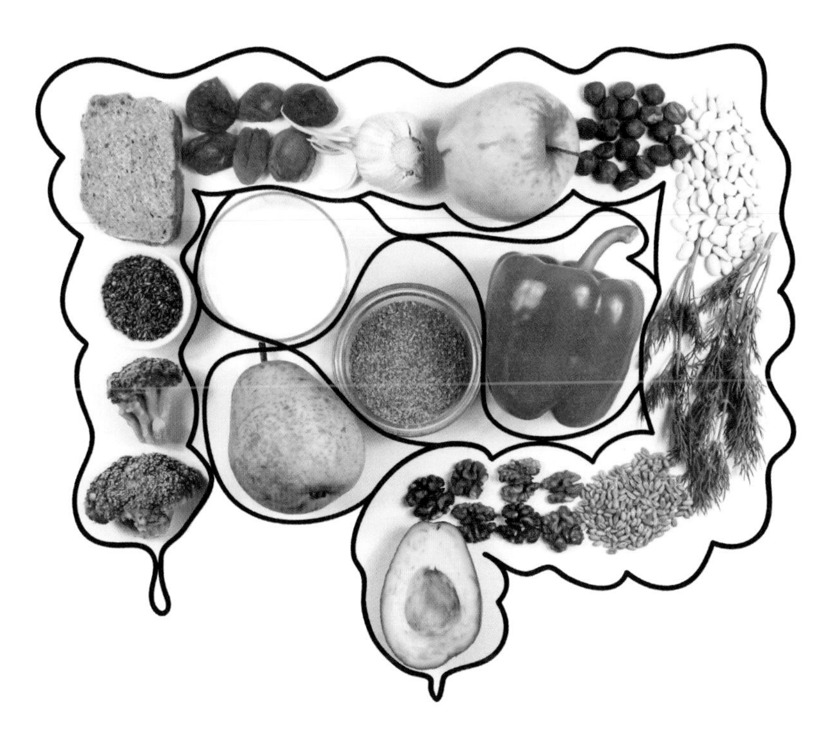

食物中會吃進過多味精嗎？

再回到限制味精攝入量的話題上來。按食品加工和烹調的教科書所講，在食品中味精的最佳添加量為 0.2%～0.5%。如果喝 200g 湯（一次性紙杯 1 杯或吃飯的小碗淺淺 1 碗），就要喝進去 0.4～0.6g 味精。通常人們每天會喝 2 碗湯，再加上吃至少 400g（2 小碗）的菜餚，加起來就是 1.6～2.4g 味精。

麩胺酸的每人每天允許攝入量（ADI）為 0～120μg/kg（以麩胺酸計，不是麩胺酸鈉）。在食品加工中一般用量為 0.2～1.5g/kg。而 0.12mg/kg 相當於 60kg 的人攝入 7.2g 麩胺酸。

不過，即便歐盟的這個提議獲得通過，也不是把味精完全禁掉。按照 30mg/kg（體重）限量，相當於 60kg 的人攝入 1.8g，正好相當於中國居民日攝入量中位數。不過，考慮到已經有許多人超過了這個數量，還是要提醒一下，無論雞精還是味精，都不能大勺大勺地加，少量撒一點增味就好了。如果已經加了增鮮醬油，其中含有了麩胺酸鹽，那麼就不需要再加入雞精了。需要擔心的，並不是家庭烹調時放太多味精或雞精，而是上餐廳。大廚做菜的時候，往往和加鹽一樣，用大勺來加味精和雞精。這可真是很難不超量啊。

還需要考慮的是，食物中的麩胺酸攝入量，不僅僅取決於增鮮劑，還取決於其他富含麩胺酸的食物。由於麩胺酸是一種氨基酸，它在天然食物中就大量存在。比如說，麵粉蛋白質中的麩胺酸含量就相當多，甚至在20 世紀初，人們還曾經用水解麵粉蛋白質的方法來生產味精。麵食那麼招人喜愛，讓很多人吃了就停不下來，除了它的多樣化口感之外，很可能和其中富含麩胺酸也有一定關係。

你不知道的好處：味精還可以這麼用！

當然，對那些瘦子來說，也許可以反其道而行之。味精不僅能夠增加食欲，還能夠為腸道細胞更新修復提供能量，所以用在增重餐中會是個不錯的選擇。也有調查研究提示，味精攝入多則患低血壓和貧血的風險比較小，而瘦子當中常常出現這些情況（在我的增重食譜中，也常常把味精、雞精作為調味料加進去哦）。

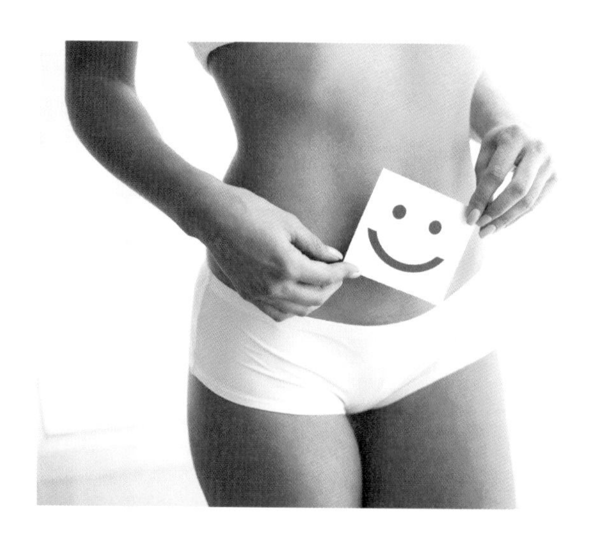

此外，希望讀者不要因此把麩胺酸和味精看成洪水猛獸。其實麩胺酸本身還是一種營養藥物。作為一種非必需氨基酸，它可以給人體組織提供營養，既能內用於腸道，又能外用於皮膚和頭髮，對毛髮和皮膚的養護有一定營養功效。

3 香油裡檢出苯並芘，還能吃嗎？

Secrets from the kitchen

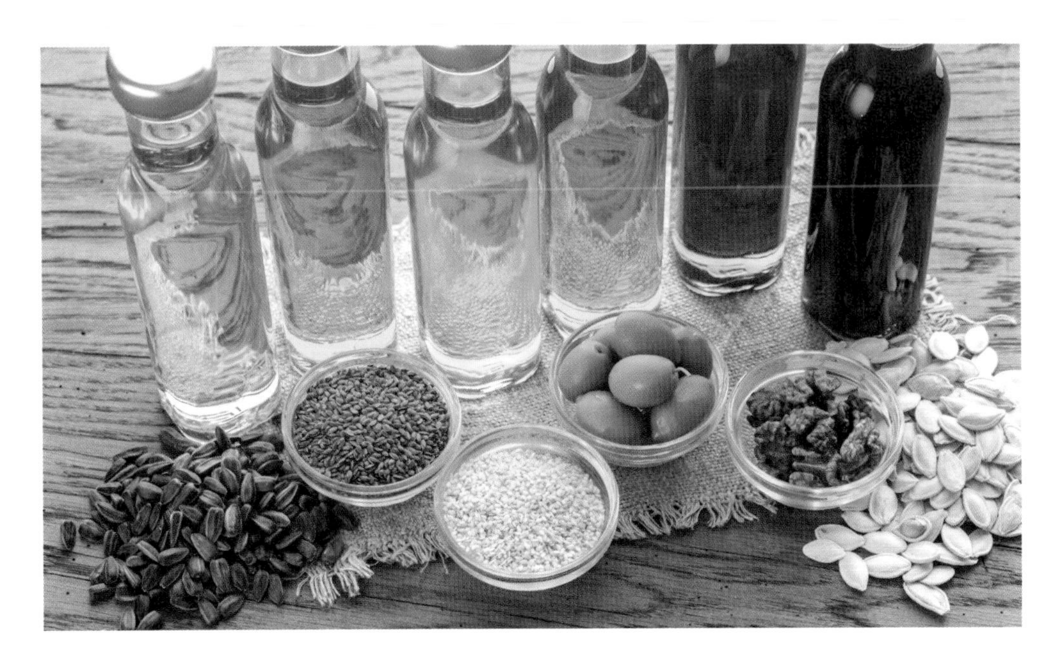

前兩年曾有媒體報導，幾種食用油在國家質檢總局的抽檢當中查出苯並芘超標。

有朋友問：到底是添加了什麼有害物質啊？那國產烹調油還能吃嗎？

我也看到了相關資訊，說這次抽檢當中檢查出苯並芘超標的主要是棉籽油、小磨香油、小榨菜籽油和小榨大豆油。首先大品牌的油脂沒有超標情況，其次日常炒菜主要用的精煉大豆油、花生油、玉米油、葵花籽油、稻米油、茶籽油、橄欖油等均未有超標情況。

所以我安慰她說：不影響我們日常使用炒菜油。我們不能因為全國千萬個產品當中有幾個超標的，就以偏概全，認為所有油都不能吃了。

朋友接著追問：為什麼油脂容易出現苯並芘超標的事情呢？好像聽到過好幾次了。

我說：這些樣品之所以超標，推測是因為加工中的溫度過高。油籽本身是不含有苯並芘的，加工過程中也不可能添加這類成分。但是，油脂在200℃以上時就有可能產生致癌物，300℃時必然會產生苯並芘之類的多環芳烴類致癌物。因為榨香油也好，榨菜籽油也好，都要先把油籽加熱炒香，炒製的過程中如果溫度控制得不均勻，很容易局部過熱，從而產生致癌物。這可不是添加什麼物質造成的。

另外，如果糧食、油籽之類收穫之後在大馬路上晾曬，有可能沾染上瀝青裡面的致癌物；如果用裝了工業物質的桶來裝油，也有可能被有害物質污染。歐洲曾經在 2000 年和 2008 年發生了飼料的二噁英污染，就是因為裝在了工業桶裡。

另一位朋友困惑地說：不明白啊，為什麼是小磨香油和小榨油超標呢？我一直覺得這些都是傳統工藝，應當是比較安全的啊。我媽媽就愛買那種農家小工廠裡面手工炒製壓榨的油呢。

我說：你還真是說到重點了。所謂傳統工藝，都是在沒有食品安全標準的年代裡發展起來的，是否產生致癌物，它們本身是難以控制的，需要用現代科學來證明它們提升安全性。

比如說，傳統的小磨香油使用水代法，它先把芝麻炒香，然後磨成芝麻漿，再利用水和芝麻中蛋白質的親和性，把油取代出來。油浮在表面上，分離出來就是香油了。這種方法的確不用任何化學溶劑，也不用添加劑，是古老而智慧的方法。

但是，人工炒芝麻或烤芝麻的時候，溫度不一定能夠保證均勻，偶爾局部過熱也是在所難免的。由於苯並芘的檢測十分複雜，需要很先進的分析儀器，在古代完全不可能測定。所以，很多傳統工藝如果不加以改進，反而可能是相當容易產生不安全因素的。這不是生產者的主觀故意，而是客觀上存在安全隱患。

有很多人迷信「家庭手工操作」，認為只要是小規模手工操作就萬無一失，其實這是一個誤區。在工廠現代化生產當中，設備先進，對溫度的控制比較嚴格，即便如此，偶爾也有疏忽的時候，在油脂的精煉過程中溫度超標，產生致癌物。而家庭手工操作根本就很難控制加工過程中溫度的均勻性，所以產生致癌物的機會更大。

相比於制度規範、工藝參數固定的現代食品加工廠，人工作業時，產品的品質還與操作人員的素質和責任心有極大關係。如果油脂原料本身品質不夠好，或者小工廠儲藏條件較差，存放過程中容易出現輕微的黴變或脂肪氧化，油脂的品質會更令人擔心。

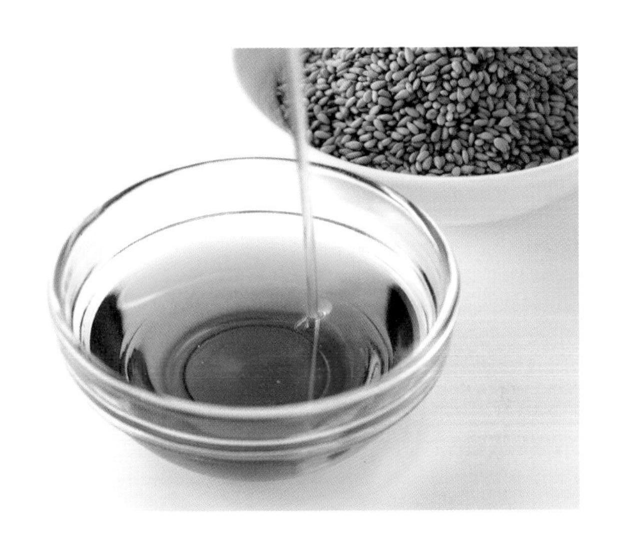

還有朋友問：這麼說，小磨香油就不能吃了？我家吃了多少年了啊！芝麻和油菜籽不炒香，直接榨油不可以嗎？這樣就沒有致癌物了？

我說：這樣當然不行，因為如果不炒香，就沒有香氣。香油和菜籽油如果沒有香氣，很多人也就沒興趣吃了。昂貴的冷軋堅果油就是沒有炒香的，比較健康，不過香味確實差得遠。

不過，也大可不必為此擔心。因為即便含有致癌物，也要含量足夠多才能致癌。相比於炒菜油，人們放香油的數量是比較少的。但是，香油的致癌物標準和其他油一樣。那麼，在同樣多的苯並芘含量前提下，靠香油所吃進去的致癌物數量也比較少，到不了實際引起癌症的劑量。所以，並沒聽說因為吃香油而導致癌症的事情。

香油還有另外一個比較安全的地方，那就是它基本上是用來涼拌，直接加到食品裡，並不會再次受到高熱。而其他油脂是用來炒菜的，特別是爆炒、鍋裡過火和反復油炸的時候，因為加熱程度過高，很難避免產生苯並芘之類的致癌物。換句話說，雖然廠家出廠的時候指標全部合格，但是在你自己家的鍋裡，卻未必能夠保證不產生致癌物啊！

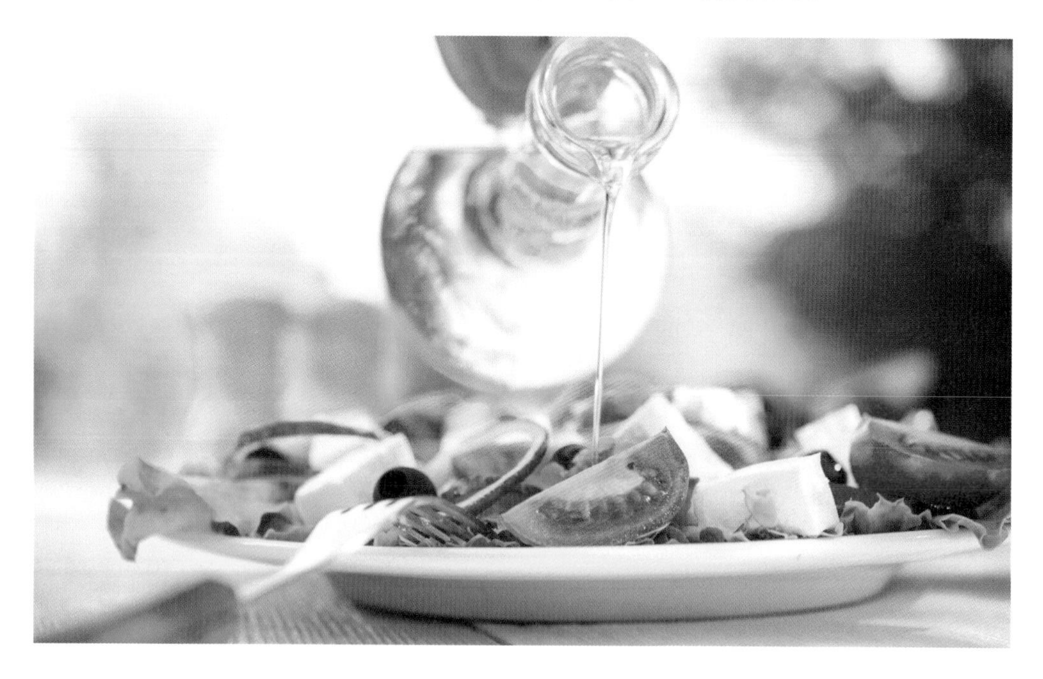

實際上，香油的營養價值還是不錯的，它含有芝麻酚類抗氧化物質，所以在沒有精煉的情況下保存期還比較長。同時，它因為沒有經過精煉，含有非常豐富的維生素 E，還有微量的礦物質。從脂肪酸的角度來說，芝麻油中以亞油酸略佔優勢，占將近 50%，但也有 40%左右的單不飽和脂肪酸，脂肪酸的比例比玉米油、葵花籽油之類更好一些。

大家都說：太好了，可以繼續吃香油了。不過自己家裡能生產致癌物這件事還真沒想到！還以為除了地溝油和超標油，在家裡烹調就沒事了。

4 馬鈴薯不冷藏，會產生毒素嗎？

Secrets from the kitchen

聽說馬鈴薯不能冷藏？買來放在外面沒幾天就變青發芽了怎麼辦？削皮後還有毒嗎？

近來有網友問：聽說孕婦不能吃馬鈴薯？馬鈴薯裡面含的毒素會讓胎兒畸形嗎？我吃了兩個發青的馬鈴薯，把皮已經厚厚地削掉了，會有什麼不良影響嗎？

要解答這個問題，先要說到馬鈴薯中可能含有什麼樣的毒素。

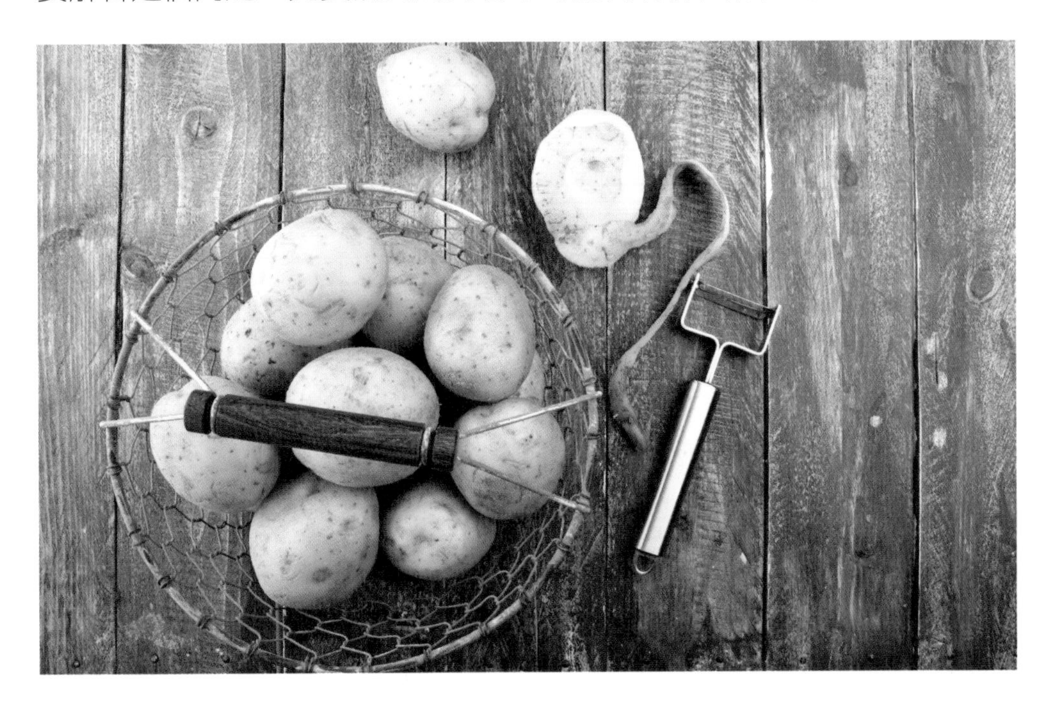

馬鈴薯為什麼會製造毒素？

馬鈴薯，屬於茄科植物。它天然含有一類微量的含氮甾類生物鹼有毒物質，叫作龍葵素，也稱龍葵鹼或茄鹼，通常以糖苷的形式存在。對於馬鈴薯來説，這種生物鹼是它自我保護的厲害武器，具有抗病、抗蟲、抗黴菌作用，並起到防止其他動物啃食馬鈴薯幼芽的作用。

龍葵素的毒性損害細胞的生物膜。和有機磷農藥十分類似，會讓人感覺口舌發麻、噁心、腹瀉、神志不清等，嚴重時可以致死。2002 年的一項研究還發現，即便是不會引起明顯中毒的數量，馬鈴薯中的毒素達到一定數量之後也會傷害腸道黏膜，從而引起腸道不適和消化系統功能慢性障礙，比如大腸激躁症（IBS）。

馬鈴薯可以帶皮吃嗎？

在正常情況下，這種毒素在馬鈴薯中的含量非常非常低，不至於引起中毒。中國於 1995 年發表的測定資料表明，含量最低的是普通馬鈴薯的去皮部分，按鮮重計算，100g 馬鈴薯肉中的含量僅有 0.014g；如果要連皮一起吃，則含量稍高一點，為 0.026g。不過，如果馬鈴薯變綠，則 100g 綠色部分的毒素含量升高至 0.156g，而發芽部分為 0.179g。

安全食用的標準是多少呢？要想放心大量吃，100g 鮮重中的含量最好低於 0.020g。對於這種毒素來説，大鼠的半致死量是 75mg/kg（體重），大約相當於體重為 50kg 的人每天吃 3.75g，相當於吃帶皮馬鈴薯約 15kg 的水準。用這個量除以 100，每天吃正常的帶皮馬鈴薯 150g，仍不至於引起中毒。

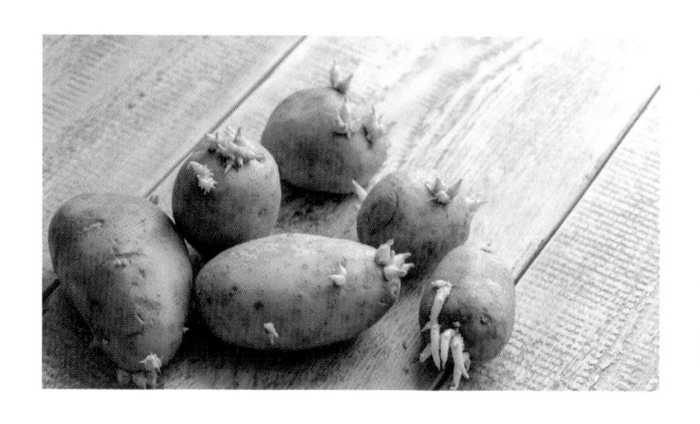

可見，沒有發芽變青的馬鈴薯，如果能薄薄地削去皮，

自然是最為安全不過的；不削皮的馬鈴薯，如果吃得不是特別多，也不會有中毒問題。如果吃發芽變綠的馬鈴薯，可就有相當大的中毒危險了。

研究者提示，對於局部發芽變青的馬鈴薯，如果情況不太嚴重，只要厚厚地剜去芽眼，削去發青部分，仍然可以烹調食用。但是如果變青發芽的比例太大，則建議把馬鈴薯扔掉。

還好，馬鈴薯中的毒素並不會在人體中長期積累，而會很快代謝掉。如果真的對毒素有反應，很快就會出現胃腸道不適的情況。由於每個人的胃腸健康水準不同，那些胃腸功能差的人對馬鈴薯中的毒素會更為敏感。當然，如果吃了去掉芽眼和發青部分的馬鈴薯之後，一天之內都沒有任何不良反應，連消化不良和產氣增加的症狀都沒有，那麼以後也就不會出什麼問題了。所以，文章開頭那個吃了發芽馬鈴薯的準媽媽不用太擔心。

如何保證馬鈴薯的安全性？

不過，國內外的資料還發現，不同品種和栽培條件的馬鈴薯，其中的毒素含量差異很大。一般來說，遭遇乾旱、沒有充分成熟、感染病害、被害蟲咬傷的馬鈴薯，其中的毒素含量都會升高。健康成熟的新鮮馬鈴薯中毒素含量最低。

儲藏方面的研究也發現，馬鈴薯喜歡冷一點的環境，儲藏的溫度越高，其中產生的毒素就越多。國外研究發現，如果有光照，則 7℃時 24 小時後毒素含量會翻倍；16℃時變成 4 倍，24℃時甚至上升到 9 倍！因此，如果沒有菜窖，馬鈴薯最好不要多買，及時吃掉最好。

在炎熱的夏秋季節，馬鈴薯買回來以後一定要及時放在冰箱裡。冬春季節天氣比較涼爽的時候，也不要放在有暖氣的室內，最好能放在溫度較低的陽臺。同時，最好用黑色或不透明的袋子包裝起來，不要讓它見光，免得馬鈴薯們蠢蠢欲動地準備發芽，升高毒素的含量。

這種毒素在水裡溶解得不是很多，所以用自來水浸泡效果不好。酸性條件下它才能部分溶解出來，而酸性條件下加熱還可以破壞它。所以，烹調馬鈴薯的時候加點醋是個好辦法，既能保證安全性，又能改善口味。

毒素也能變成良藥？

近年來的最新研究表明，龍葵素雖然多吃有毒，但少吃卻未嘗不是一種療效成分，因為它具有很強的抗腫瘤作用，對胃癌和直大腸癌都有很好的抑制作用。

這些研究再一次告訴我們，所謂「藥食同源」之說，果真不謬。目前，人類在植物中發現的各種抗營養因素、有毒因素，毫無例外都能被開發成人類的保健品或者藥品一多吃是毒，少吃是藥。

既然如此，我們也不必因為龍葵素的存在而對馬鈴薯敬而遠之。只要儲藏、烹調得法，就能與毒素和平相處，和營養充分接觸。美食、安全和健康三者可以兼顧，信之。

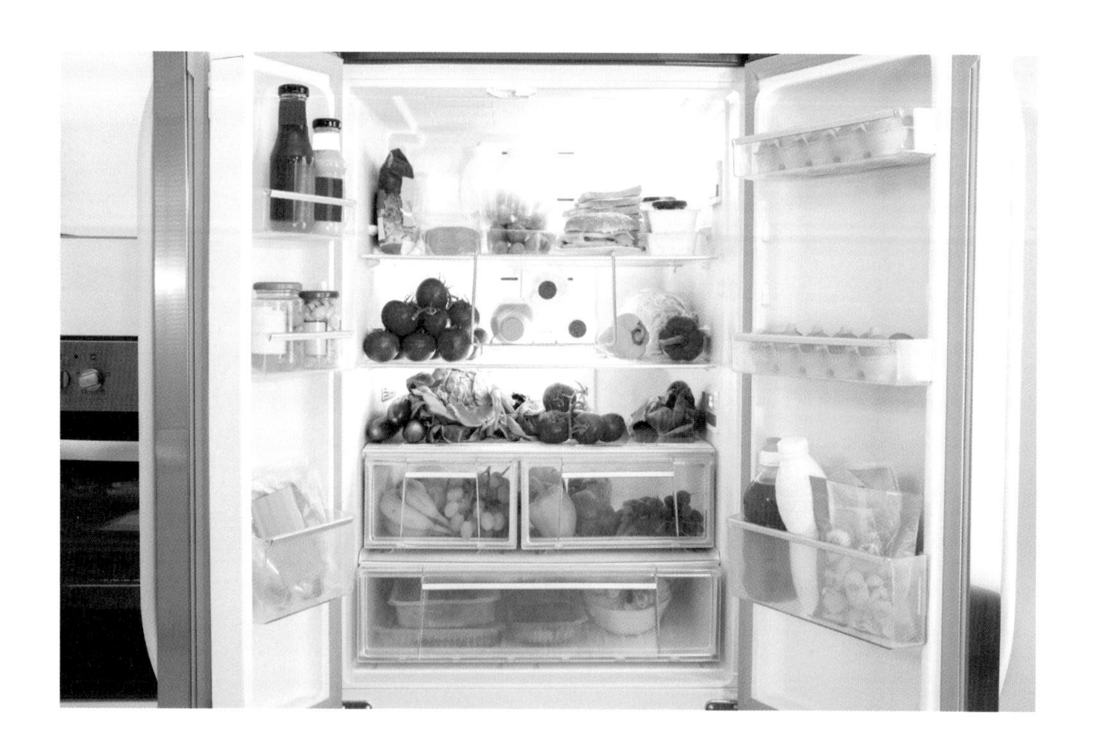

5 夏天吃「苦」養生？小心這些苦食物中毒！

Secrets from the kitchen

一位女士告訴我：某日她買了瓠子炒菜，發現味道特別苦。本來想把苦瓠子扔掉，但她的母親不同意。母親說，電視上的養生專家經常說，夏天就要吃點「苦」！苦味食物清熱瀉火，利尿排毒！於是，她決定聽母親的話，準備繼續炒熟吃，免得浪費食材。

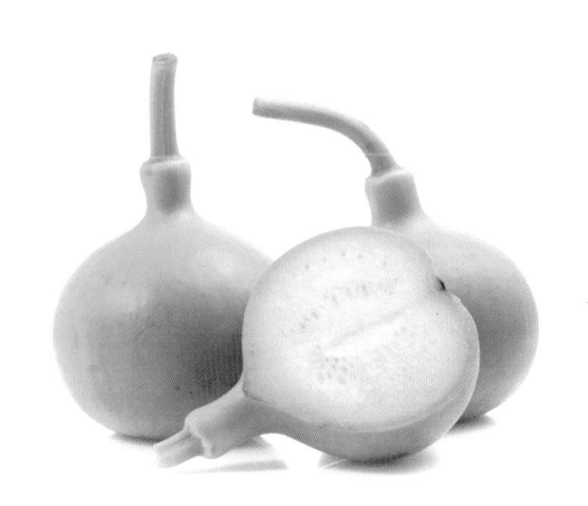

菜上桌之後，孩子先吃了一口，覺得太苦，拒絕繼續食用。她還在忙著收拾灶台沒顧上吃菜，孩子就告訴她，覺得像暈車一樣，頭有點昏，胃裡也不舒服。

這位女士趕緊給我發微信，問我這是怎麼回事？我說，吃了食物之後頭暈噁心，往往是食物中毒的反應，你趕緊幫孩子把吃進去的菜吐出來！於是她給孩子做了催吐，孩子吐了兩次，感覺慢慢恢復了正常。她忙著照顧孩子，自己更沒敢吃。

她的母親吃了幾口，也覺得有點反胃，卻沒有吐掉。她覺得可能是苦味的東西比較「寒涼」，胃裡不舒服扛扛就能過去。沒想到，還是腹痛腹瀉了一整天。

這位女士上網一查，嚇了一跳。原來吃苦葫蘆、苦瓠子之類食物中毒的事件屢屢發生，輕則腹痛難忍，上吐下瀉，重則出現嚴重脱水，甚至需要入院搶救。她向我道了謝，説要不是我提醒得及時，她和孩子都要發生危險了。

然後她問了一個問題：為什麼苦瓠子就有毒呢？

我説：在各種味道當中，人體對苦味的敏感度最高。通常濃度為幾十萬分之一甚至更低的苦味物質，就能嘗出有明顯的苦味，鹹味到接近百分之一的濃度才能感知到，而甜味要到百分之幾的濃度才感覺得到。這個差異，説明了安全性的差異。所以一定要意識到，感覺到苦味通常是身體對有毒物質的警示，不可忽視。

食品中的苦味，通常來自於一些植物的次生代謝物，其中包括苦味果仁（比如苦杏仁、苦桃仁、櫻桃仁、銀杏果等）中常見的氰苷等有毒糖苷，也包括生物鹼類（比如咖啡因）、多酚類（比如柑橘皮裡的橙皮素和柚皮素）和萜類（比如柑橘種子中的檸檬苦素）等。很多植物都把苦味物質當成自己防禦敵人的「獨門暗器」，比如説葫蘆科植物就能生產屬於萜類的家族獨門苦味秘器—葫蘆素類，這就是苦瓠子苦味的來源。

聽到這裡，女士趕緊問：可是，絲瓜和黃瓜的尾部也經常是有苦味的啊！我還吃過發苦的甜瓜和哈密瓜呢！日常吃的苦瓜自然不必說了。難道說，它們都是有毒的嗎？

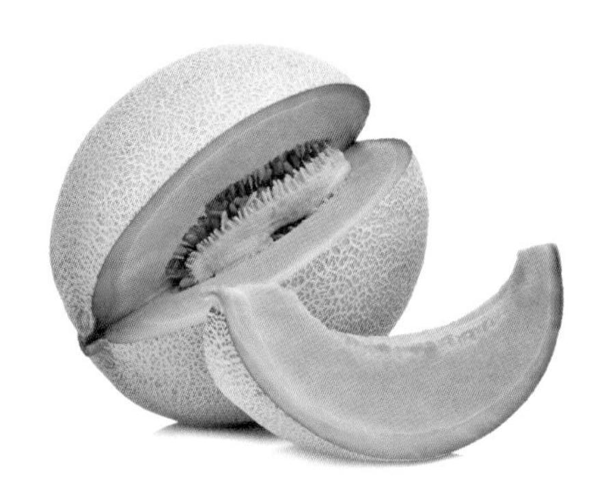

我説：您還真説對了。苦瓜、甜瓜、絲瓜、黃瓜、瓠子、葫蘆等，都是屬於葫蘆科的植物，它們含有葫蘆素類生物鹼。這些生物鹼結構大同小異，有十幾種之多。它們不同品種之間的毒性水準差異很大，半致死量（LD50）從幾百毫克、十幾毫克到幾毫克的都有，最毒的品種的 LD50 數值比砒霜還要低。當然，也無須太過恐懼，因為生物鹼本來就不是大量吃的東西，在植物中含量很低，是以 mg/kg 來計算的。

女士聽得有點毛骨悚然：真可怕啊！可是，不是說苦瓜能排毒、減肥、美容嗎？

我說：大多數人可以接受微苦的味道，比如苦瓜、芥菜、茶葉、柚子、咖啡、可可等。它們都含有苦味物質，但含量較低或毒性較小。不過，這並不意味著這些食物適合每個人，也不意味著可以天天大量吃。因為聽說夏天必須吃「苦」，天天勤奮吃苦瓜，造成慢性腹瀉的女性，我不止見過一個，我直接建議她們停掉苦瓜，過兩天腹瀉就好了。

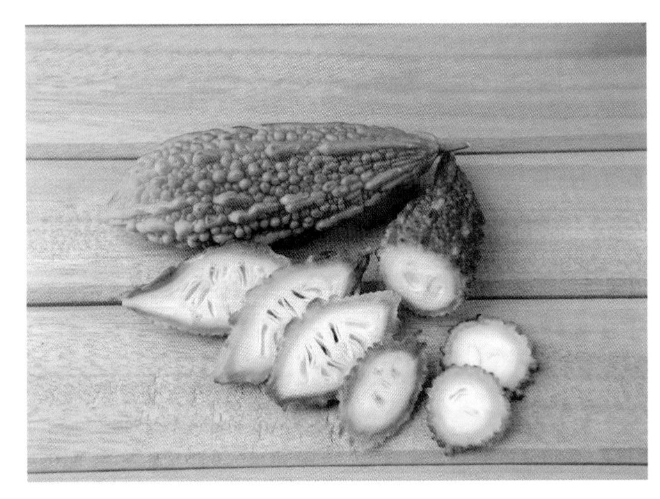

此外，對苦味物質的反應還與體質和健康狀態有關，比如苦瓜、柚子和綠茶粉，多數人吃了感覺清爽愉快，少數人吃了腹痛腹瀉，可能是因為苦味物質通常不利於消化吸收。

長期拉肚子未必「排毒」，排掉的還有營養和活力。看起來面有菜色，說話都沒力氣，哪裡談得上美麗和魅力呢。

女士又問：我還聽電視上有醫生說，吃黃瓜一定要連苦味的頭一起吃，說是有抗癌作用，是這樣嗎？有時候整根黃瓜也能吃出苦味，不是因為偷用農藥造成的嗎？

我說：的確，天然植物中的生物鹼等苦味物質往往能入藥，但正所謂

「是藥三分毒」，比如很多抗癌藥都是高毒性的。沒有那個病，就別吃那個藥。有人以為苦味能清熱解毒，欣然吃苦，甚至無視身體的警示，故意品嘗不認識的苦味野菜、苦味果仁，致使苦味食物中毒事件屢屢發生。

這些天然苦味物質，和農藥沒什麼關係，有機食品和野生植物中也照樣會產生。在黃瓜中所做的研究發現，苦味物質有基因遺傳性，而且在高溫、低溫、弱光、乾旱等不利的環境條件下，鋤地時不小心傷了植物的根，或者肥力不合理時，會產生更多的苦味物質。

女士又問：最近一位朋友說自己要去除濕氣，每天煮中藥喝。我嘗了一口，真是苦得要命！可是她已經喝了 1 個多月了……你說苦味東西都有毒，我好擔心她。

我說：我們這裡討論的是食品哦。所謂是藥三分毒，藥物治療的事情還是請醫生來判斷比較好。我們需要牢牢記住的是一個真理：所謂良藥苦口利於病，是說為了治病，有時候需要用藥性很強的東西，包括有一定毒性的東西。這絕不意味著沒有病的人也可以隨便吃苦藥，更不能把苦藥當成飯菜，天天大量吃！

友情提醒各位朋友：
一定要注意身體的報警反應。如進食後有胃堵、噁心、頭暈、虛弱等感覺，要趕緊催吐。這些反應很可能是提示食物中含有致病菌、微生物毒素、天然有毒成分或有害污染物質。噁心嘔吐是身體的自保功能，千萬不要忍著。即便你去醫院處置，醫生也是要做催吐洗胃之類處理的，但耽誤了時間，毒物被吸收的數量就會更多，何不在家第一時間就把有害的東西從胃裡清除掉呢？

6 小心河鮮、海鮮吃出病

Secrets from the kitchen

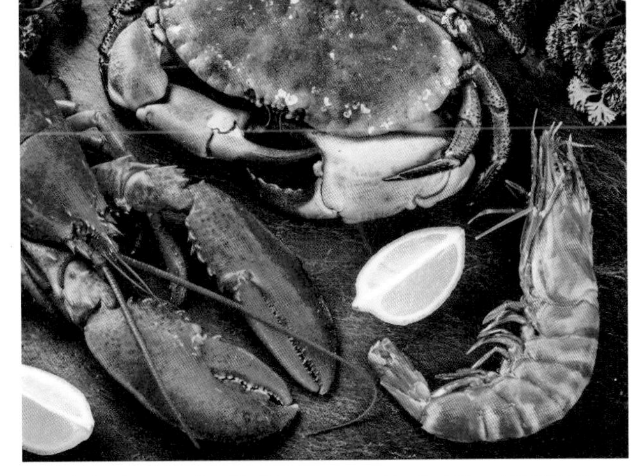

經常覺得人們對食物的態度很不公平。對喜歡吃的東西，什麼都能寬容。麻煩也好，昂貴也好，危險也好，千難萬險也要吃。對不太愛吃的東西，什麼都可以成為不吃的理由。

幾年前，我在上課時曾經問過很多學生和學員：如果牛奶多喝會增加癌症風險，你們還願意喝嗎？80%的人說：不喝了。然後問：如果肉類多吃會增加癌症風險，你們還願意吃嗎？90%的人說：還要吃，少吃幾口就是了。如果問：假如蝦蟹貝類多吃會增加癌症風險，你們還願意吃嗎？答案是：當然還要吃！為什麼呢？因為太好吃了……

這海鮮河鮮，好吃是好吃，營養價值也的確挺高，可是麻煩也相當大。這些麻煩大致可以歸結為五個類別：致病菌、寄生蟲、重金屬等各種環境污染、過敏和不耐受，以及增加某些疾病發生的風險。

致病菌和寄生蟲

查了一下國內外的文獻，發現在螃蟹、蝦、貝當中所發現的致病菌可真不少，還有諾羅病毒之類致病性很強的病毒。就拿螃蟹來說，臭名昭著的副溶血弧菌、霍亂弧菌、李斯特單核增生菌、致病性大腸桿菌之類多種致病菌，都有在螃蟹裡出現的報告。特別是弧菌類致病菌，在河鮮、海鮮裡特別猖獗，夏秋季節尤其污染面大。一旦中招，輕則嘔吐腹瀉腹痛兩三天，重則需要急救。

每一個人的消化系統能力不同，免疫能力不同，對致病菌的反應也是不一樣的。如果胃酸很強，能消滅食物中的絕大部分微生物，那麼出現麻煩的可能性就小。而那些消化能力弱、胃酸分泌不足的人，如果烹調不足，沒有徹底殺菌，或者用餐時喝大量飲料、吃大量水果，稀釋了胃液，食物中的致病菌就很容易活著通過胃而進入腸道，引起細菌性食物中毒。所以，有胃酸不足問題的人，尤其要量力而為，少吃海鮮、河鮮。

同時，寄生蟲的麻煩也不可小看。在蝦、蟹、螺等水產品中，還可能有管圓線蟲、肺吸蟲之類的寄生蟲。吃醉螺、醉蟹之類風險很大，烹製不熟也可能讓寄生蟲的囊蚴漏網。前幾年因為吃未徹底烹熟的螺肉引起的管圓線蟲病，給幾十個患者帶來了極大的痛苦。寄生蟲甚至深入腦部，有的患者甚至一度被誤診為腦瘤！

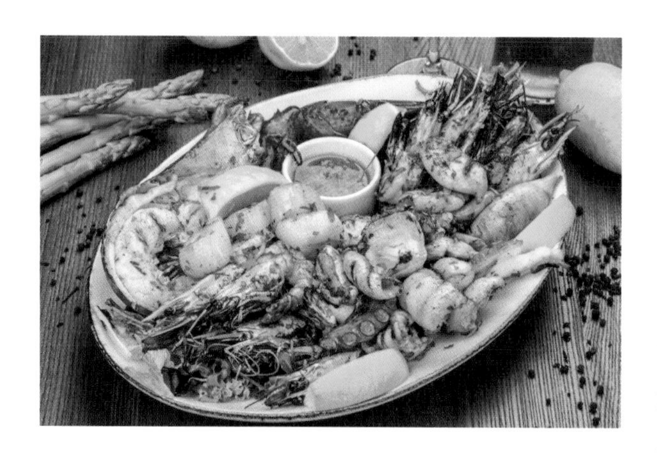

所以說，這些水產美食一定要經過加熱烹調，不能一味地追求鮮嫩，更不能生吃！

不過，水產品中的污染，卻是加熱沒法解決的問題。由於養殖環境可能有水質污染，水產品天天泡在水裡，難免會吸收其中的污染物質，這是外因；還有，水產品本身就有富集[1]環境污染的特性，水裡有 1 倍的污染，到了海鮮、河鮮那裡，

1 生物富集作用（英語：Biomagnification），也叫生物放大作用。一般指的是自然環境中的有毒害的物質含量沿生物鏈在各級生物體內逐漸遞增的現象。

就可能變成千萬倍的污染，這是內因。

按中國報告的資料，水產品中有富集問題的污染物是砷和鎘等重金屬。

重金屬汙染

中國研究測定表明，水產品中的砷含量遠遠高於肉類、糧食和蔬菜，是膳食中砷的主要來源。砷在珠三角地區的水產品中含量較高，臺灣水產品中的砷污染也比較嚴重（李孝軍等，2009）。1988 年 FAO/WHO 推薦 JECFA 的建議，無機砷的暫定每人每週允許攝入量（PTWI）為 0.015 mg/kg，以人的體重為 60 kg 計，每人每日允許攝入量（ADI）為 0.129mg。如果吃 1kg 的魚和海鮮，按砷含量 0.1mg/kg（鮮重）的標準高限來計算，加上其他食物，已經接近許可攝入的極限數量。

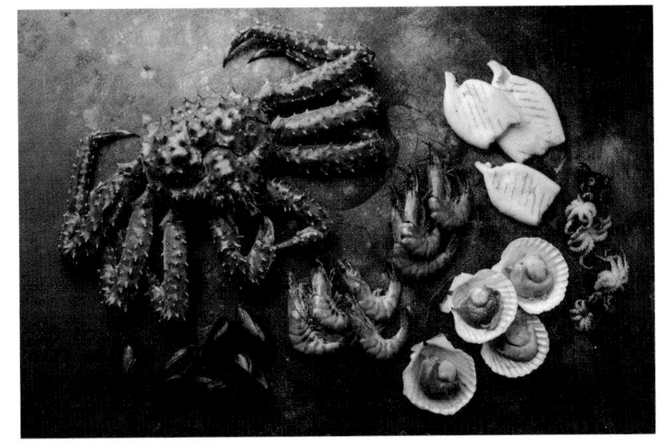

甲殼類動物（如蟹）的鎘限量為 0.5mg/kg，而超標的情況比較常見，高的甚至能超標十幾倍。有研究者認為蟹富集鎘污染的能力比蝦更強，烏賊、墨魚之類也比較高（畢士川等，2009）。而珠三角的水產品測定資料也表明在重金屬污染當中，鎘超標的問題相對更為常見（劉奮等，2009）。

除此之外，還有很多報告表明水產品中會富集多種環境污染物，比如現在早已禁用的高殘留農藥六六六[2]和 DDT，以及眾人皆知的難分解環境污染物二英和多氯聯苯等。

2 作為農藥時叫「六六六」，有效成分主要是俗稱「林丹」或「林旦」（Lindane）的 γ -異構體，常施於蔬果等作物。對昆蟲有觸殺、胃毒和薰蒸作用。是一種廣譜性殺蟲劑，用來防治果樹、蔬菜、水稻、經濟作物等多種害蟲。也是一種土壤殺蟲劑。

一項中國研究發現，如果菜地土裡的六六六殘留是 0.2～3.6μg/kg 的水準，蔬菜中的水準只有 0.3～9.8μg/kg；若農田土中的含量是 0.4～1.2μg/kg，糧食中的含量是 3.1～12.6μg/kg。同地區的地表水裡，若六六六含量是 0.001～0.3μg/kg，則水產品中的六六六含量卻高達 38～46μg/kg。可見，水產品富集農藥污染的能力遠遠高於蔬菜和糧食（謝軍勤等，2003）。

面對海鮮、河鮮，該抱持怎麼樣的心態？

所以說，為了避免攝入過多的環境污染物，海鮮、河鮮都要適量，不能多吃。如果按中國營養學會的推薦，每天吃 75～100g 的量，那麼既不會造成蛋白質過量，從水產品中攝入的環境污染物也不至於達到過量的程度。所以說，很多有助於營養平衡的措施，對於提高食品安全也同樣有益。

另外，從世界的角度來看，甲殼類水產品和魚類、雞蛋、牛奶一起，都是較容易造成過敏的動物性食品。而對於中國居民來說，蝦、蟹等水產品是成年人最容易引起過敏的食物類別。其中的過敏相關蛋白質已經有很多研究，但這些引起過敏的物質，用蒸 10 分鐘的方法是很難去除的。除過敏之外，還有不少人對海鮮、河鮮有不耐受反應，食後感覺胃腸不適。有的人認為是因為其中的蛋白質難以消化所引起的，還有的人認為和其中的藻類毒素或致病菌有關。但無論什麼原因，只要有不良反應，就應當遠離這些食物，至少是暫時性禁食。

小提醒：
有血尿酸高和痛風問題的朋友們、肝腎功能受損的人、有消化系統疾病的人，以及過敏體質的人，一定要節制食欲，對海鮮、河鮮淺嘗輒止，必要時敬而遠之。無論食物多麼美味，也不能「以身殉食」。若真吃出病痛來，便得不償失。

7 小心紅肉中的亞硝酸鈉。

Secrets from the kitchen

幾年前曾在電視上看到一起案例：一位丈夫在網上購買亞硝酸鹽給妻子下毒，每次的劑量是 100mg，導致妻子昏倒。在這個案例當中，這位丈夫知道亞硝酸鹽是一種毒藥，在小劑量服下之後還會轉變成亞硝胺，具有強烈的致癌性，想要造成妻子自然癌變的假象。

這個案例固然令人害怕，但另一個問題更令人覺得恐怖一這位丈夫只花了 15 元，就從網上買到了一瓶工業用的亞硝酸鹽，沒有任何手續和證件要求。還有很多亞硝酸鈉中毒事件，被輕飄飄地說成是「誤食」，其實這個詞彙掩蓋了一個事實：在很多地方，對這種有毒物質的管理相當鬆懈。

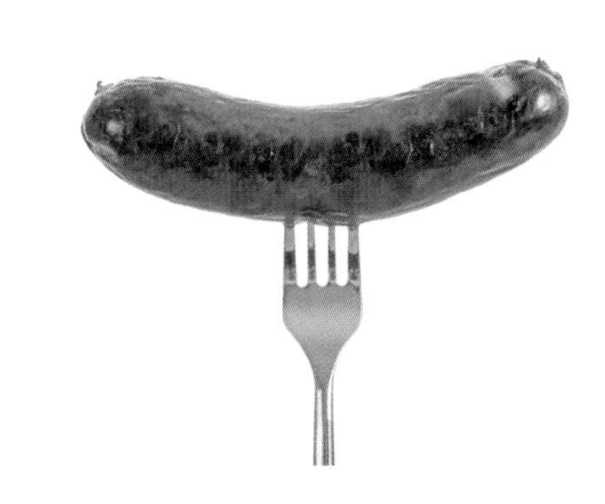

亞硝酸鹽中毒案例數不勝數

很多都是攤販、餐館中所製作的肉類熟食和肉類菜餚中毒的案例。這是因為，亞硝酸鈉早已用於各種肉製品的烹調當中，從僅用於豬、牛、羊肉當中，逐步發展到所有動物性食品都添加，有些熟肉攤販甚至連雞鴨肉、水產品也不放過。應用亞硝酸鹽或含有亞硝酸鹽的嫩肉粉、肉類保水劑、香腸改良劑來製作肉製品，讓肉製品色澤粉紅，口感變嫩，不易腐敗，這已經成為很多廚師的公開秘訣。

一日在某個「驢肉火燒」小店裡，看到驢肉顏色呈深粉紅色，便問廚師說，有沒有不加硝（亞硝酸鈉）的驢肉？有沒有顏色不發紅的醬驢肉？廚師搖搖頭說沒有。他表示，做熟食哪有不加硝的？消費者都喜歡紅色的肉，遇到像我這樣想要褐色醬驢肉的人還是頭一次。我問：你到底加了多少硝？他說，我就是憑經驗隨手加的，大概 50kg 肉加 100g 吧……按照 GB 2760—2014 的規定，亞硝酸鈉的用量不能超過 0.15g/kg，硝酸鈉的用量不能超過 0.5g/kg,而他的用法是 50kg 肉中加 100g 亞硝酸鈉，也就是 2g/kg，這比國家標準中使用限量的 10 倍還多！

這些用來處理肉的亞硝酸鹽是從哪裡來的呢？主要有兩個來源：

1. 餐飲業者直接購買亞硝酸鹽。很多亞硝酸鹽中毒案例中的當事人都表示，在批發市場就能輕而易舉地買到亞硝酸鹽，難度比買白糖也大不了多少。

2. 添加亞硝酸鹽的各種嫩肉粉產品。如果沒有對醃肉料、肉餡調料、香腸調料、嫩肉粉等肉類調味品中的亞硝酸鹽含量和標註進行規範，它們也會成為亞硝酸鹽濫用的一個重要途徑。幾年前曾經有測定表明，少數產品超過國家標準數十倍，而標籤上甚至沒有注明添加了亞硝酸鹽。

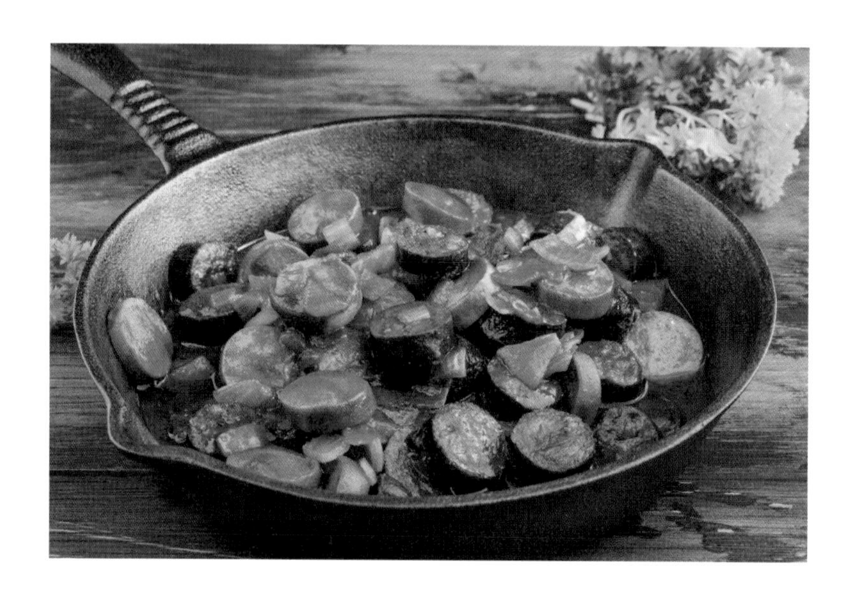

如果還有第三個可能，就是購買劣質散裝鹽或工業鹽帶來的亞硝酸鈉污染，但前兩種情況在醃肉料中佔據主導。

添加亞硝酸鹽竟不受法規控管！

按理説，這樣的有毒物質，應當有嚴格的管理規定，放在專門的地方，而不能和其他調味品放在一起。應當派專人保管，使用均需記錄。但是各級餐飲企業中都沒有亞硝酸鹽和相關產品的特殊管理規定。在若干餐館中，吃到粉紅色的熟肉之後，我問該店亞硝酸鹽、嫩肉粉之類配料有無特殊管理規定，使用有無記錄，廚師均表示沒有這樣的規定，而且對我的問題表示很奇怪。

很多人知道，醃製蔬菜、腐爛蔬菜都不能吃，因為其中亞硝酸鹽含量很高。還有很多人不僅不敢吃醃菜，就連放過夜的剩蔬菜都不敢吃，不就是害怕亞硝酸鹽嗎？為什麼在吃肉的時候就如此勇敢，明知餐館和攤販們在肉裡添加亞硝酸鹽的做法既沒有檢測抽查，也沒有定量設備，為什麼吃這些醃肉和肉菜的時候還那麼津津有味毫無怨言呢？

有些食品行業人士嘲笑我，説我呼籲控制亞硝酸鹽的使用是不懂專業，因為亞硝酸鈉用於肉類防腐和發色，已經有了上千年的歷史，國內外肉製品企業都在使用。

的確，在合理使用時，它可以減少肉毒桿菌所帶來的安全風險。但我所憂慮的，並不是正規肉製品企業使用亞硝酸鹽，也從未提議把亞硝酸鹽從肉製品配料和食品添加劑當中徹底剔除出去。然而不能不防的是，餐飲業使用亞硝酸鹽時缺乏數量控制，特別容易發生超標甚至中毒的情況。在發生中毒事件之後，各界都用「誤食」二字搪塞過去，而不是檢討餐飲業對亞硝酸鈉使用的管理有什麼漏洞，這種情況難道不需要改變嗎？

在 10 年前，瞭解這種危險的人實在太少了，不僅是消費者，甚至很多相關管理人士、醫生和保健專家都不知道……他們會害怕飲料中的色素，卻不害怕餐館裡那些粉紅色的肉！

於是，從 2006 年開始，我寫了大批科普文章，做電視節目，向人們宣傳亞硝酸鹽濫用的危害，告訴人們紅色的熟肉中可能存在的風險。因為越是無知，我們距離危險就越近。亞硝酸鹽也是這樣。

在社會各界的呼籲下，一些地方的相關管理部門和行業協會已經制定了有關亞硝酸鹽的管理規定。北京市規定，餐飲企業不能直接使用亞硝酸鈉來加工食品，農貿市場也不能出售亞硝酸鈉，並提倡餐飲企業公開自己所使用的各種食品添加劑。目前北京超市中所銷售的嫩肉粉類產品受到了更嚴格的監督，餐館中原色的熟肉逐漸回歸餐桌，我也不再對餐館的紅色肉類菜餚感覺恐懼。

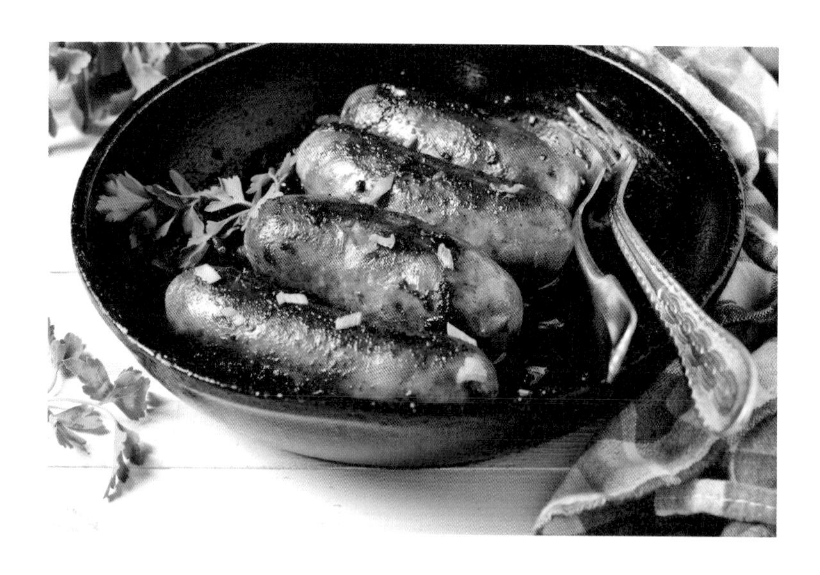

然而，在廣大農村、小城鎮和中小城市當中，因為餐飲業濫用所導致亞硝酸鹽中毒的事件還有零散發生。就在兩年前，我去一個三線城市做健康講座，飯桌上就有顏色過於紅豔的血腸和醬牛肉。我提出疑問之後，陪我吃飯的疾控系統主管坦承，他們剛剛查出若干家店的熟肉食品中亞硝酸鈉殘留過量，而且超標好幾倍。

希望所有人都能掌握相關食品安全知識，所有地區都能對濫用亞硝酸鹽的情況進行嚴格監管，不要讓中毒事件用「誤食」兩字蒙混過關，或吃了殘留超標食物之後還懵懂無知。

1

亞硝酸鹽是一種有毒物質，半致死量為 22mg/kg，對於體重 60kg 的人來說是 1.32g。亞硝酸鹽與蛋白質分解產物在酸性條件下發生反應，易產生亞硝胺類致癌物。胃中的酸鹼度適宜亞硝胺的形成。亞硝胺類化合物在醃肉、香腸、熏肉、魚乾、蝦皮、魷魚絲等動物性食品中含量較高，有強烈的致胃癌作用。在胃酸不足的情況下，胃中細菌繁殖使食物中原本無毒的硝酸鹽還原成亞硝酸鹽，更會加大患胃癌的危險。

2

亞硝酸鹽（常用亞硝酸鈉，也可以用亞硝酸鉀）是各國許可使用的食品添加劑，主要用在肉製品當中，起到發色、防腐和改善風味的作用。西式肉製品幾乎 100%添加亞硝酸鈉，但它的使用限量和殘留量都有國家標準的限制，分別是 0.15g/kg 和 30mg/kg（西式火腿和肉罐頭的殘留限量分別是 70mg/kg 和 50mg/kg）。肉製品企業會嚴格管理添加量，而政府對此也有嚴格的監測，保證肉製品成品中的亞硝酸鹽殘留量低於許可限量。

3

亞硝酸鈉本身是白色結晶，近似食鹽，但加入肉類之後，可以與肉中的血紅素結合形成粉紅色的亞硝基血紅素，從而讓肉製品在煮熟之後具有好看的粉紅色。這就是亞硝酸鹽的發色作用。未經亞硝酸鹽發色的肉類在煮熟之後是白色、淡褐色或褐色的。肉越紅，煮熟後的褐色越重。

4

肉類製品也常用一些食用紅色素來染色，比如添加紅麴色素，就能讓肉類變紅。不過這種染色和添加亞硝酸鹽的發色有所區別。染色是從外向內染，肉的外表顏色鮮紅，而中心部分顏色比較淺。亞硝酸鹽發色則是由內而外，呈現十分均勻的粉紅色。同時，還會帶來一種特殊的醃肉鮮味。紅麴色素沒有明顯的防腐作用，而亞硝酸鈉能夠抑制厭氧細菌繁殖，延長肉類的保質期。

8 生蔬菜裡也會含亞硝酸鹽嗎？

Secrets from the kitchen

中國人民的胃癌發病率較高，而在胃癌的風險因素當中，包括新鮮蔬菜水果吃得少、多種維生素攝入量不足這個因素，也有吃醃臘製品的因素，還有鹽吃得過多的因素等。

相比於其他幾個因素，「醃菜致癌」的說法最為廣泛流傳。由於過度施用氮肥，蔬菜中的硝酸鹽含量可能偏高，轉化成亞硝酸鹽之後，和蛋白質分解產物合成一種叫作亞硝胺的致癌物，屬於誘發胃癌等癌症的隱患。調查發現，中國膳食中 80%左右的亞硝酸鹽來自蔬菜，其中綠葉蔬菜占大宗。因為害怕亞硝酸鹽，很多人選擇少吃綠葉菜。這果真明智嗎？

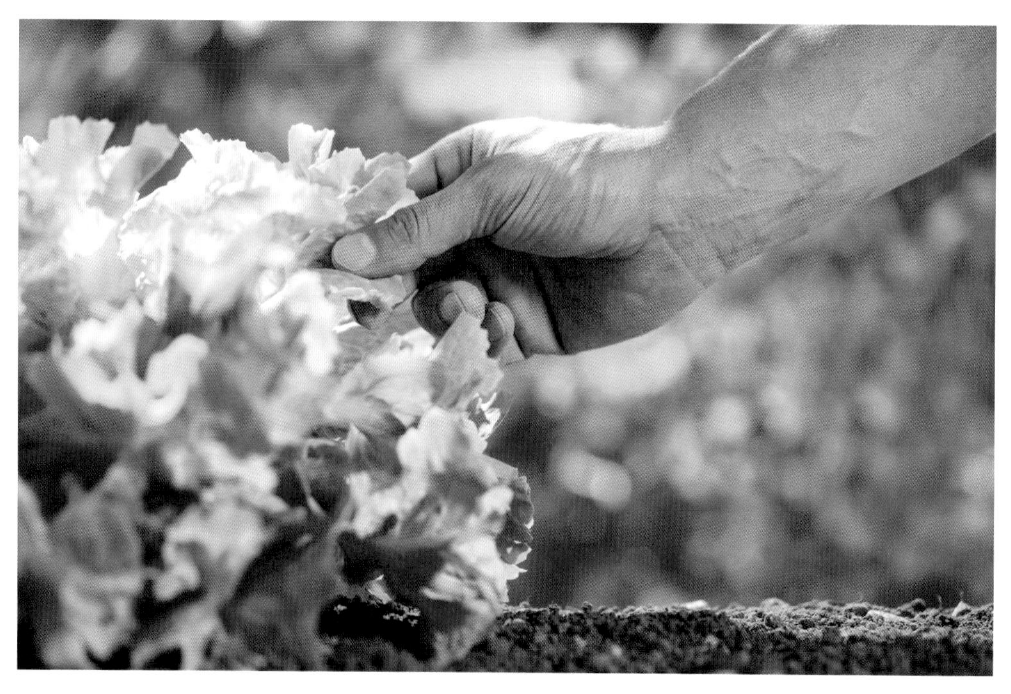

答案是否定的。深綠色的葉菜雖然硝酸鹽含量較高，但它們也同時富含維生素 B2、葉酸、維生素 K、類胡蘿蔔素、類黃酮、鈣、鎂、鉀等多種有益成分，它們對於預防心腦血管疾病、預防骨質疏鬆、預防老年癡呆、預防癌症都十分重要，而其中的葉綠素也有利於幫助身體提高抗污染能力。我們需要做的，只是避免綠葉菜中的硝酸鹽轉變成亞硝酸鹽而已。（有關這方面的知識，請參考本書 part2 第 7 篇：小心紅肉中的亞硝酸鈉。）

怎樣才能遠離蔬菜中的亞硝酸鹽呢？

很多人買回蔬菜之後，因為擔心其表面的農藥，都喜歡放在水中或鹽水中浸泡 20～30 分鐘。這個方法果真有利於食品安全嗎？一項中國研究給我們解釋了答案：和漂洗蔬菜相比，泡蔬菜會增加蔬菜中的亞硝酸鹽，從而不利於食品安全。我校一位畢業生的研究也發現，用鹽水長時間浸泡，並不比加少量洗潔精然後用自來水漂洗去除農藥的效果更好。

研究證明，用幾滴洗潔精洗過，然後再漂洗乾淨，蔬菜中的亞硝酸鹽含量低於用清水浸泡 20 分鐘的樣品。研究認為，可能是因為浸泡是一種無氧狀態，有利於提高硝酸還原酶的活性，降低亞硝酸鹽還原酶的活性，從而提高亞硝酸鹽在蔬菜中的含量。長時間的浸泡還可能使葉片破損，加大營養成分的損失。

剛剛採收的新鮮蔬菜當中，亞硝酸鹽的含量微乎其微。而蔬菜在室溫下儲藏 1～3 天後，其中的亞硝酸鹽含量達到高峰；冷藏條件下，3～5 天達到高峰。對於菠菜、小白菜等綠葉蔬菜來説，亞硝酸鹽的產生量特別大，冰箱儲藏的效果要遠遠好於室溫儲藏，而對於黃瓜和馬鈴薯來説，差異並沒有那麼明顯。冷凍儲藏的變化很小，各種蔬菜的差異也不大。

所以説，如果買來綠葉蔬菜又沒有馬上吃，而是放了兩三天再吃，其中的亞硝酸鹽很有可能升高，特別是綠葉蔬菜。不過，對於長期儲藏的大白菜來説，儲藏多日之後，其中的硝酸鹽和亞硝酸鹽含量反而有所下降，可能是因為儲藏過程中營養損耗和轉化為其他含氮化合物的原因。

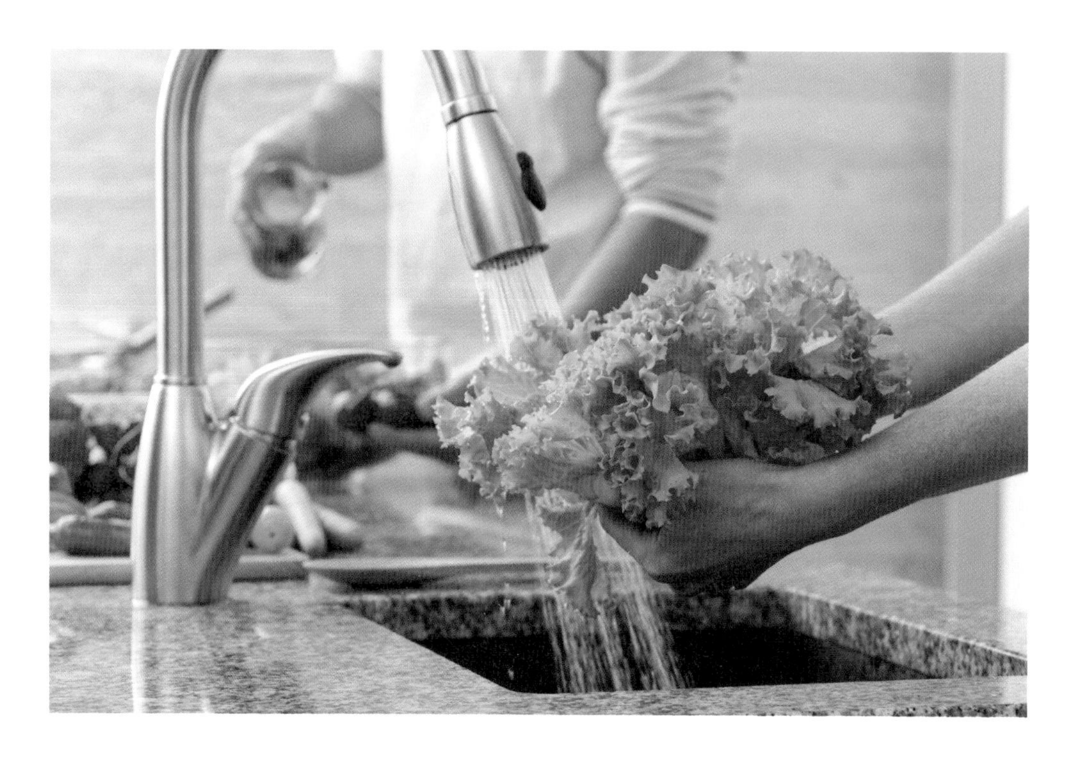

故而不必擔心冬儲大白菜的亞硝酸鹽問題。

如果操作不當，涼拌蔬菜也是一個可能增加亞硝酸鹽的烹調方式。因為很多人喜歡把蔬菜用少量鹽醃一兩天再吃，覺得這樣特別脆口好吃。這樣的菜叫作暴醃菜，它是「醃菜致癌說」的重要事實依據。其實，蔬菜切開之後就會有細菌進入，兩三天的醃製過程中，亞硝酸鹽的含量就會快速上升。此前在胃癌高發地區所做的研究發現，有些家庭製作的暴醃菜中，亞硝酸鹽含量可高達 100mg/100g 以上（按 GB 2762—2012 的規定，醃漬蔬菜中的亞硝酸鹽含量應低於 20mg/kg）。別以為是自己家裡做的菜，安全性就一定可靠，微生物可不認識你是誰。

在這種短時間的醃製過程中，亞硝酸鹽的產量受到很多因素的影響。比如說，溫度低會使亞硝酸鹽的增加速度延緩一些，因為溫度低時細菌的繁殖速度會變慢。又比如說，醃製時加入蒜泥和檸檬汁都有助於提高安全性，因為大蒜能降低亞硝酸鹽的含量，而蒜汁中的有機硫化物，檸檬汁中的維生素 C 和其他還原性物質都能夠阻斷亞硝酸鹽合成亞硝胺致癌物。同樣，韓式泡菜醃製時，放入蔥、薑、蒜、辣椒汁和梨汁等，都有利於降低亞硝酸鹽的含量。

如果在醃製之前把蔬菜先在沸水中焯一下，通常可以除去 70%以上的硝酸鹽和亞硝酸鹽。既然硝酸鹽的量已經大幅度下降，產生亞硝酸鹽的「原料」就會大大減少。在冰箱裡低溫存放到第二天，亞硝酸鹽的含量增加微乎其微。我本人也經常這樣做，先焯熟綠葉蔬菜，撈出後放入冰過的大盤中，平攤，快速涼到室溫，然後分裝成兩三個盒子，放入冰箱中，每餐吃一份。這樣存放 24 小時是完全無須擔心的。

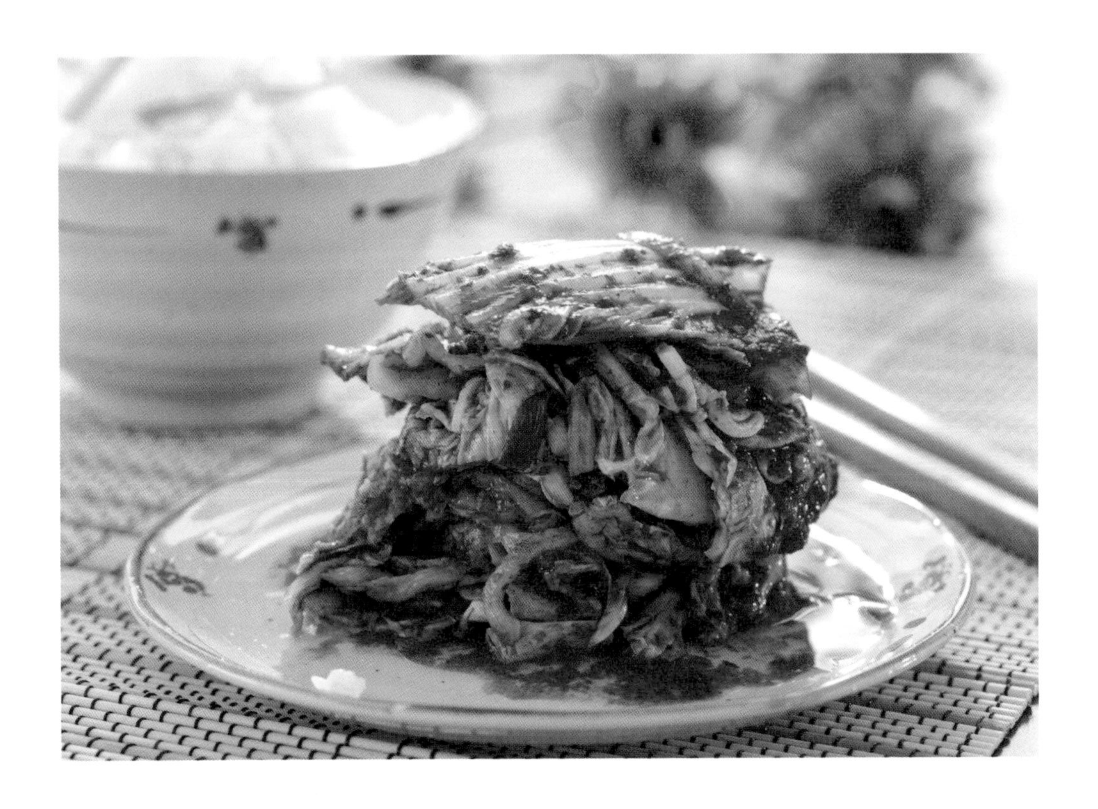

9 隔夜的銀耳和木耳能吃嗎？

Secrets from the kitchen

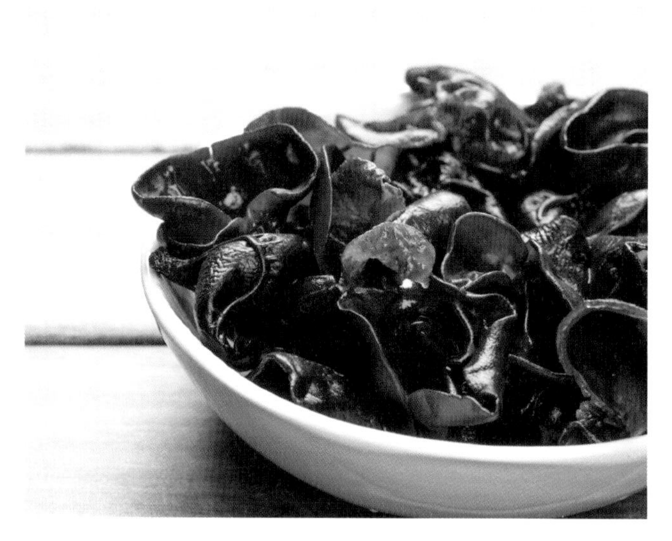

秋季天氣乾燥，冬季霧霾頻頻。很多人聽了別人的忠告，說銀耳和木耳能「潤肺」就開始煲銀耳羹，做菜的時候也會多放點木耳。不過，做這樣的健康美食，還是有很多人會擔心安全性—我多次聽到網友問這樣一個問題：隔夜的木耳和銀耳不能吃嗎？

凡是「隔夜不能吃」的說法，除了擔心微生物繁殖之外，其禁忌原因幾乎都是來自亞硝酸鹽的增加。菌類不能利用硝酸鹽或亞硝酸鹽，但可以部分利用尿素等無機氮源。也就是說，養蘑菇的時候，培養基裡面所加的營養物質可能包括尿素，尿素本身無毒，但菌類可能把它代謝成硝酸鹽。硝酸鹽本身也是無毒的。但是，在發泡、烹煮和儲藏過程中，有人擔心一部分硝酸鹽可能在細菌的作用下變成亞硝酸鹽，而亞硝酸鹽是增加胃癌風險的一個因素。（有關這方面的知識，請參考本書 part2 第 7 篇：小心紅肉中的亞硝酸鈉。）

不過，不要一聽亞硝酸鹽就開始驚恐，先按照邏輯思考以下幾個問題：

1. 木耳和銀耳中含硝酸鹽多嗎？泡發之後會增加嗎？

2. 如果在室溫和冰箱裡分別放 24 小時，亞硝酸鹽到底會增加多少？

3. 它們的食用量有多大？亞硝酸鹽的攝入量達到了會引起危險的程度嗎？

先回答第一個問題。木耳和銀耳中的確含氮較多，包括硝酸鹽，但那是乾品中的含量。我們取木耳樣品進行泡發之後，再進行秤重，發現 500g 乾木耳在水發後可以變成 4～6.5kg。也就是說，在泡發之後，乾木耳中的硝酸鹽含量已經變成了原來的 1/10。

鮮木耳的硝酸鹽含量不過是 120mg/kg 左右，遠遠低於很多葉類蔬菜中的含量（FAO 標準：一級新鮮蔬菜硝酸鹽含量不超過 432mg/kg）；鮮木耳中的亞硝酸鹽含量約為 2.5mg/kg，比新鮮蔬菜的標準還要低（GB 2762—2012 中蔬菜和蔬菜製品的亞硝酸鹽標準為低於 20mg/kg，有機蔬菜標準為低於 4mg/kg）。而且，硝酸鹽和亞硝酸鹽都是高度可溶的物質，在泡發、清洗的過程中，還要再溶進浸泡的水中，因此多洗幾次含量還會進一步下降。

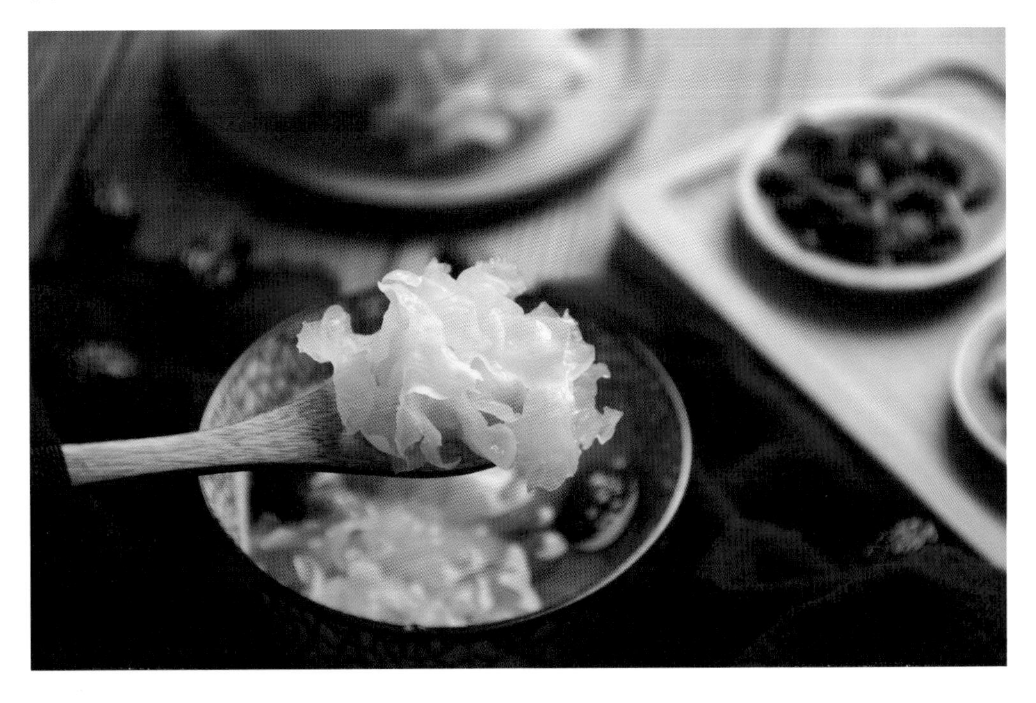

某電視節目在權威檢測機構做了新鮮水發銀耳和隔夜銀耳的測定，資料結果顯示兩者含量都不到 1mg/kg，幾乎低於檢測限。這是因為新鮮銀耳中的硝酸鹽含量本來就很低，再加上泡發時溶於水中，再經過反復洗滌，含量更加微乎其微。即便過一夜，能夠轉化為亞硝酸鹽的量也非常非常少，幾乎可以忽略不計。這裡還沒有考慮到煮銀耳湯的時候要加入大量的水，還有稀釋作用，所以喝一碗飄著幾朵銀耳的銀耳羹，更加用不著擔心亞硝酸鹽超標的問題。

有關隔夜木耳，也有相關研究論文提供了資料。這篇文章測定了鮮木耳在室溫和冷藏室中存放 24 小時之後的含量，發現無論在什麼溫度下儲存，變化都非常小。文章還測定了水煮對木耳亞硝酸鹽的影響，水煮後的木耳室溫存放 24 小時之後，亞硝酸鹽含量僅從 2.19mg/kg 上升到 2.59mg/kg，這麼小的變化，對人體健康的影響幾乎可以忽略不計。

最後一個問題是，人們每天能吃多少木耳或銀耳呢？通常的食用量不超過乾品 5g，也就是相當於鮮品 50g 左右。如果用銀耳來煲湯，數量更少，每天吃的量不過是一兩朵。即便再多說一些，按銀耳鮮重 100g（大約可以裝兩碗），鮮銀耳中含量 1mg/kg 來計算，每日攝入的亞硝酸鹽含量只有 0.1mg。而亞硝酸鹽引起人體中毒的劑量是 200mg 以上，差著上千倍呢。相比而言，人們吃醃菜、不新鮮蔬菜和粉紅色的肉菜、火腿、香腸、醬肉等，所吃進的亞硝酸鹽數量會比這個量高幾十倍甚至上百倍。

因此，所謂吃隔夜木耳和銀耳會引起中毒的說法，純屬不實傳言。目前我還不曾見到因為吃隔夜銀耳或木耳發生中毒的報導。除非有人故意在銀耳中非法添加亞硝酸鹽或硝酸鹽，才有這種可能性。

10 夏天吃外食？小心細菌性食物中毒！

Secrets from the kitchen

每到夏天，我出去吃飯的時候都很糾結。餐館和食堂裡的食物是不是已經變質？加熱的菜餚還好說，涼拌菜實在讓人擔心。不是豆腐餿掉，就是蔬菜變味，有時米飯也有發酵的風味。冷藏出售，而且買來之後不經加熱馬上入口的各種小吃、三明治、紫菜飯卷、生魚壽司之類，以及各種放在室溫下幾小時慢慢出售的自助餐，夏天都要格外小心。

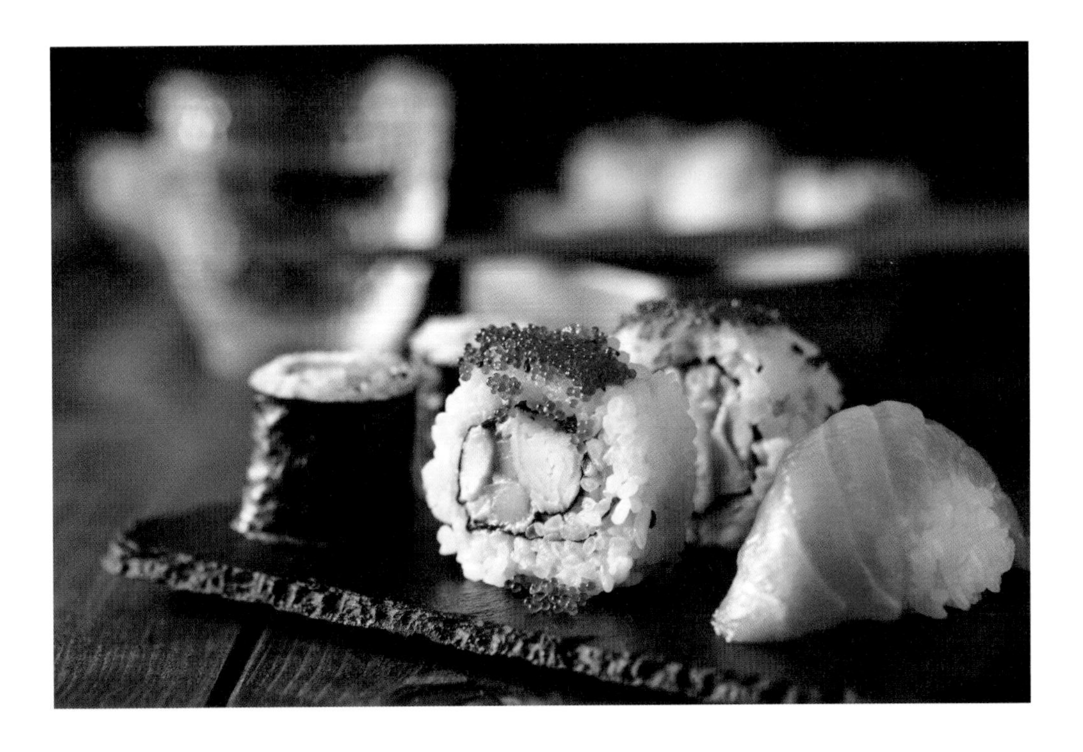

前幾天在某食堂吃飯，居然蒸紅薯、蒸紫薯吃出餿味……估計是前幾天剩下了一些，師傅不知道已經細菌發酵，把它蒸了蒸又賣給我們了。

在食堂裡，蒸紅薯上午 11 點就已經做好，一直賣到中午 1 點才撤下，室溫條件下存放 2 小時，而且是在熱水溫著的條件下，簡直就是細菌繁殖的最佳保溫箱。然後，辛苦很久的師傅們要坐下來吃飯，恐怕也沒有及時把它收到冰箱裡。然後晚餐時繼續出售，當然細菌超標風險很大。

這裡有兩種可能性：

1. 師傅們在晚餐出售前沒有重新蒸一下殺菌，而是直接把中午的蒸紅薯放在熱水盤上溫著。這樣的食物中毒風險最大。

2. 雖然已經微生物繁殖超標，味道變餿，但晚上出售之前，重新蒸過 10 分鐘，將其中的細菌們全部殺死。這樣，餿味雖然沒法去掉，但食物中毒的風險就大大下降了。儘管「金黃色葡萄球菌毒素」要 100℃加熱 30 分鐘才能滅掉，但大部分細菌和細菌毒素都扛不住蒸 10 分鐘的加熱處理。

估計食堂是第二種處理方法，所以我倖免於上吐下瀉的麻煩。但我還是在走之前給食堂提了意見，請求他們多注意夏天細菌繁殖造成變質的問題。

在保障市售食品安全方面，食品企業要承擔主要責任；在保證餐飲食品安全方面，餐飲企業和單位食堂要負起責任。但是，食物買回家之後也有安全問題，而這方面往往被消費者所忽視，因為沒有人監管，也沒有相關規範，所以更加危險啊！

一方面，食物在儲藏過程中，品質會逐漸下降，維生素會逐漸損失，營養成分逐漸氧化；另一方面，無孔不入的微生物也會造成致病菌繁殖，食物發黴或腐敗，產生有毒致癌的黴菌毒素，或者導致細菌性食物中毒。這些微生物是「純天然」的，但它們並不會因為住在我們家裡，而對我們網開一面。

在炎熱的夏天，我們汗流浹背，感到難熬，但很多微生物卻最喜歡這個季節一這時候溫度高，濕度也大，它們會瘋狂繁殖，給食品安全帶來巨大隱患。

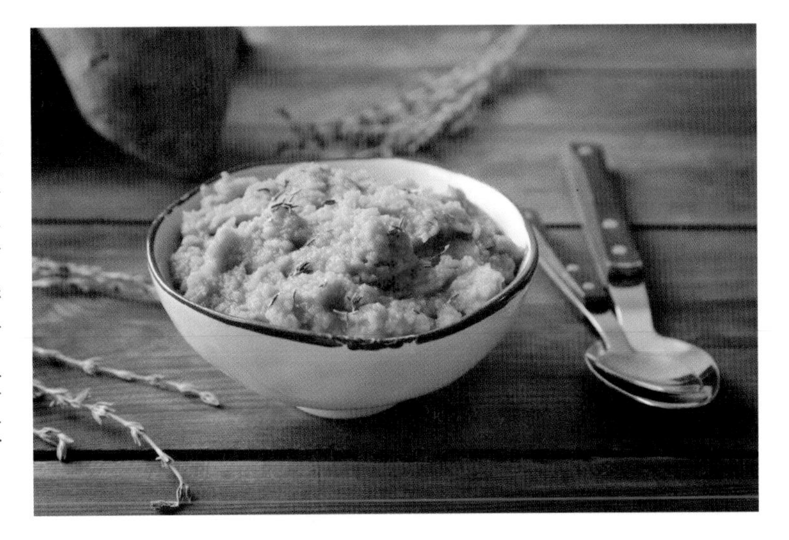

要想防止因為吃了敗壞的食物而引起麻煩，最主要的措施是以下幾項：

1. 不貪便宜購買大包裝。水果、蔬菜、肉製品、乳製品等容易壞的食物最好隨買隨吃，最多買 2～3 天的量。

2. 大部分蔬菜和雞蛋買來之後要及時放在冰箱裡，幾小時之內不吃的鮮魚肉要及時凍藏。

3. 購買之後趕緊烹調食用，及時吃完。一次吃不完的，最好提前分撥出來，分裝冷藏。

4. 如果確實吃不完，剩飯菜要及時放進冰箱冷藏，不要在室溫下放 2 小時以上。

5. 剩的食物從冰箱裡拿出來之後，要再次加熱殺菌，然後再吃。

6. 經常檢查冰箱，生熟分開存放，並把放得過久已經不新鮮、不安全的食物及時處理掉。

11 蕨菜致癌？致癌食物還能吃嗎？

Secrets from the kitchen

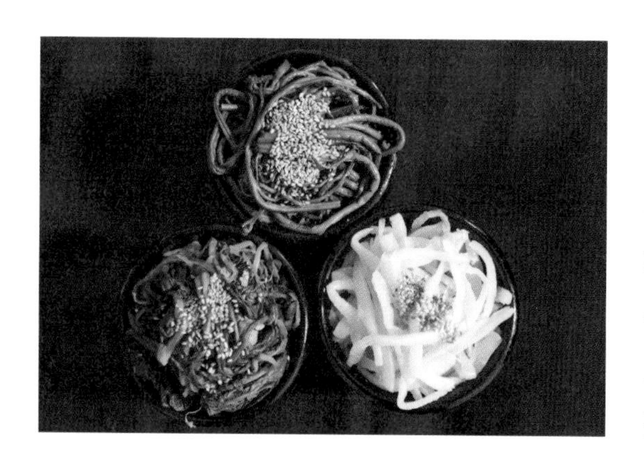

又酸又辣又Q彈的蕨根粉，是很多人最愛的涼菜。

對於餐館裡的蕨菜和蕨根粉，有人說是純天然野菜，有利於健康；有人說會導致胃癌，網上還有文章說天然蕨菜含有致癌物。到底哪個說法對呢？

看到一種食品原料致癌的說法，首先不要過於緊張。除了抽煙會增加肺癌、喉癌、口腔癌等癌症的患病風險之外，很多食物原料，在吃得不合適的時候都可能促進癌症的發生。

舉例以下幾項：

1. 吃紅肉加工製品會增加人體發生大腸癌等癌症的危險。
2. 吃不合格的醃菜鹹菜，甚至多吃鹽，就會增加胃癌的發生危險。
3. 喝碳酸飲料會增加食管癌的發生危險。
4. 吃熏魚、鹹魚等會增加胃癌和大腸癌的發生危險。
5. 喝酒會增加多種癌症的發生風險。

但是，人們仍然經常消費這些食品，並不顯得非常害怕。減鹽的努力非常艱難，為了防癌而戒酒的人比例也不算高。

問了幾位朋友，你們為什麼吃肉的時候總是這樣勇敢呢？為什麼吃烤肉還這樣開心呢？難道不知道裡面會有苯並芘和雜環胺類致癌物？他們說，吃烤肉終其一生，也不過是增加致癌的風險，又不是說吃一次就會致癌啊。

沒錯，其實危險就在於長期、大量地消費某些食物！畢竟人體有自我調整的功能，食物不是毒藥，少量消費，偶爾消費，未必會產生多大的危險。加工的方法不同，吃的數量不同，吃的人體質不同，效果都會很不一樣。砒霜雖能致死，少量用卻可以治療某些類型的白血病呢。

科學證實蕨類含致癌物！

就蕨根粉這件事情來說，其實麻煩的根源來自於蕨這種植物本身。它含有一種苷類的致癌物（原蕨苷），國外研究發現這種物質的確有致癌效應，而且經常吃蕨的幼嫩部分的日本某些地區的居民，也的確食道癌發病比例較高。幼年經常吃蕨菜，可能增加成年後患胃癌的風險；甚至動物吃蕨菜之後，分泌的乳汁中也含有微量的致癌物。人們最愛吃的蕨菜嫩芽，正是致癌物含量最高的部位。這些都有明確的科學研究證據。

（題外話：記得以前去日本的時候，看到餐館中的「定食」配方裡，配著生魚片、天婦羅、肉排、米飯和醬湯等，常常會有一小碟蕨菜。大概有 30g 左右的量。日本食客們都面不改色地吃了，沒看到誰面現恐怖之色。）

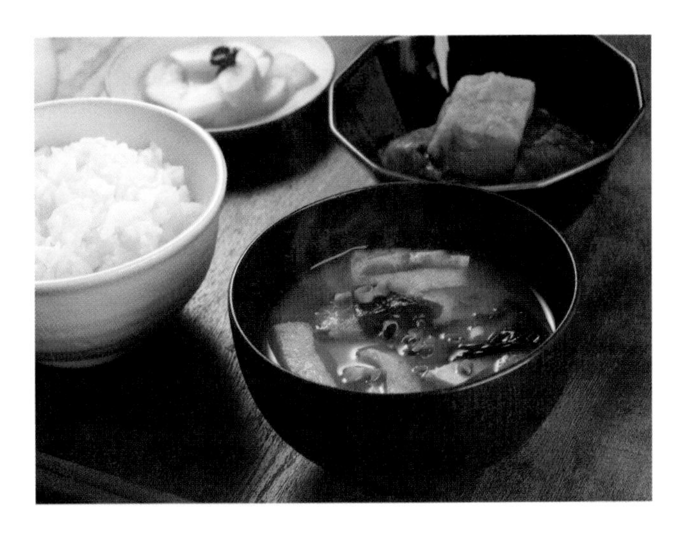

言歸正傳。我想說的是：「純天然」和「安全」並不畫等號。「絕對沒有化肥農藥」的食物，未必就比「打了好幾次農藥」的人工栽培蔬菜更安全。傳說神農嘗百草「日遇七十毒」，那可都是「純天然」的東西啊！

真的一點都不能吃嗎？

說到這裡，就想起來很多山區居民把蕨菜開發成山野菜，做成乾製品、罐頭、軟袋包裝小菜等各種產品，冠以「天然無污染」「健康安全」等美名，的確有點名不符實的意思。天然的有毒植物、有毒菌類太多了，蕨菜可算不上毒性厲害的貨色。讓人吃幾口就可能一命歸西的毒蘑菇，都是純天然長出來的，相比之下，人類栽培的蘑菇可是安全多了。

不過，因為蕨中含有致癌物，就推斷蕨根粉一口都不能吃，蕨菜製品也一口都不能吃，恐怕邏輯上還差得很遠。因為蕨雖然含有致癌物質，它的致癌效應卻需要很多年的食用才能表現出來。

研究證明，蕨的提取物有致癌作用。不過，只要看看研究是怎樣做的，就知道它有多大危險了。那些增加了食管癌和胃癌風險的居民，都是多年經常吃蕨菜，把它當成日常蔬菜之一的情況，而不是偶爾在餐館吃一次。假如把蕨菜嫩芽當成小白菜、菠菜那麼經常吃，真的會升高癌症危險！

比如說，某實驗用了由蕨根提取的粗粉來飼餵動物。高劑量是全部飼料的 1/3，連續餵 365 天。即便如此，只有 10%的動物患上腸腺瘤。相比之下，吃少量蕨根粉的動物仍然十分健康（黃能慧等，1998）。

要知道，老鼠們的壽命只有 2～3 年，它們吃一年蕨根粗粉，相當於人類吃半輩子。我們絕大多數人既不可能每天吃蕨根冬粉，也不可能連續吃 30 年。既然如此，偶爾在餐館吃一次蕨根粉，又怕什麼呢？

蕨根裡面的致癌物質是水溶性的。也就是說，如果多次水洗，可能會把它的大部分洗掉。研究中用的是蕨根的粗提物，並沒有經過反復水洗，而人類製作蕨根冬粉的時候，卻會反復清洗，再加入大量水來製作冬粉，客觀上降低了致癌物的含量。加熱煮熟之後，還會再分解一部分致癌物。

在做蕨菜加工品時，人們為了去除它的苦澀味道，也會反復地洗泡、加鹼處理、醃製處理，最後還要高溫滅菌，這些加工措施都會減少致癌物的含量。所以，如果旅遊期間去農家樂吃飯，偶爾吃一次蕨菜做的小菜，也是無須驚恐的。

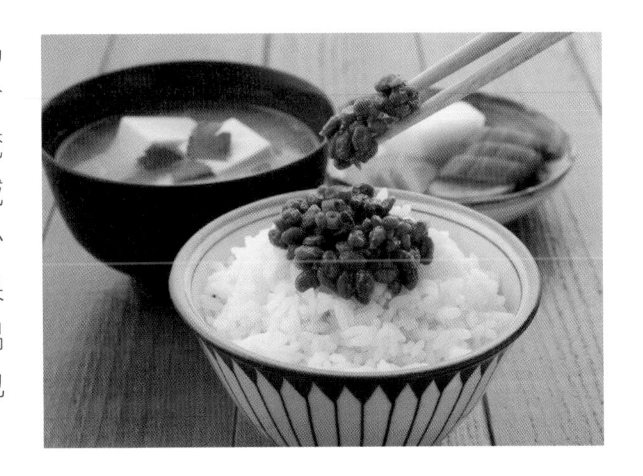

總體來說，從風險評估的角度來看，蕨根粉中的致癌物含量本來就低，如果只是偶爾吃一次，比如一個月吃一兩次，實際暴露量很小，基本上不用考慮致癌問題。但有些家庭特別愛吃蕨根粉，三天兩頭吃，就像東北人吃冬粉一樣頻繁，這是有風險的。順便提醒一下，蕨根粉中的澱粉比較難消化，胃腸不好的人吃多了可能會腹脹。

但是，為什麼人們對熏肉、香腸、鹹魚、烤肉等食物的安全性的考量相當寬縱，對另一些食品就非常嚴苛呢？比如說，我相信，只要有人說起大鼠吃了蕨根提取物之後有少數致癌這句話，很多人恐怕再也不會吃蕨根粉了。

我想，這可能是一種感情問題。人們對自己熟悉的食物比較寬容，對於陌生的食物就非常擔心；人們對自己愛吃的東西願意承受風險，對自己不那麼嚮往的東西就不肯冒絲毫風險。

正如有人願意拼死吃河豚，有人明明痛風卻要吃海鮮，有人明明糖尿病卻要吃甜食……這些東西的危害，難道不是直截了當地擺在面前嗎？但是，人們為了感官享受，卻心甘情願地去承擔危險。

看來，要真正遠離食品中的風險，我們還是應當更加理性一點，把握幾個最基本的原則：

1. 任何食物在膳食中都有個合理的份額，不可以超量多吃，比如美味紅肉，吃多了也會增加大腸癌風險，並不利於心腦血管疾病的預防。

2. 食物的食用頻率和食用數量（暴露量）關係到危險大小。天天吃危險大，偶爾吃一點則不用那麼擔心。

3. 食物的作用和身體狀況有關，對於不同遺傳基因、不同體質的人，食物的好處或者壞處可能大不相同。對同一種有害物質，身體的解毒能力也不同。

4. 三餐中要儘量讓食物多樣化，避免總盯著少數幾種食物吃。每一種食物中的健康風險是不一樣的。食物多樣，經常輪換，就不至於因為其中的不健康成長期積累，而給身體帶來不利影響。

5. 平日注意健康飲食，減輕壓力，放鬆心情，避免熬夜、適度運動。這樣就能儘量提升身體對抗各種有害物質的能力，這是保證健康的基本方法，也有利於降低癌症的風險。

知道這些，在判斷有關食品的資訊時，就可以不那麼一驚一乍，不那麼惶惶不安了。不過，這件事情至少可以讓人們明白，「純天然」「傳統食品」未必就是安全的，食物中的微量天然毒素品種繁多。所以，日常飲食還是要多樣化，不要總盯著一種自以為健康的食材吃。

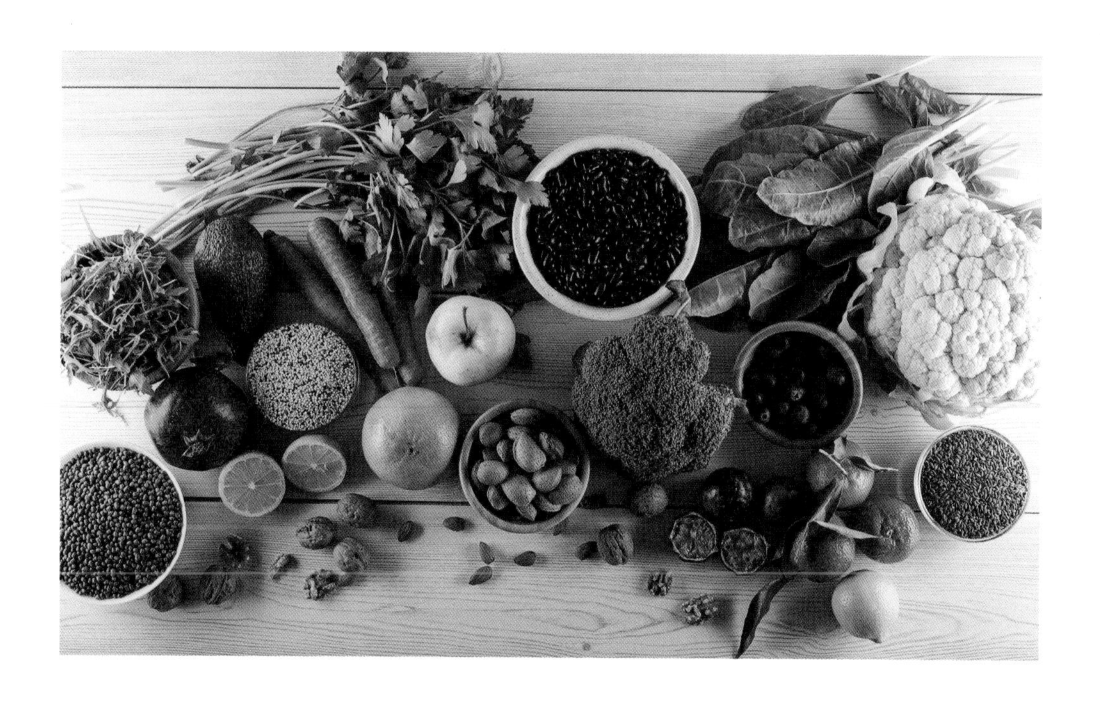

1

任何食物在膳食中都有個合理的份額，不可以吃過量。

2

食物的作用和身體狀況有關。

3

三餐中要儘量讓食物多樣化。

4

平日注意健康飲食，減輕壓力，放鬆心情，避免熬夜、適度運動。

12 醃菜致癌？

Secrets from the kitchen

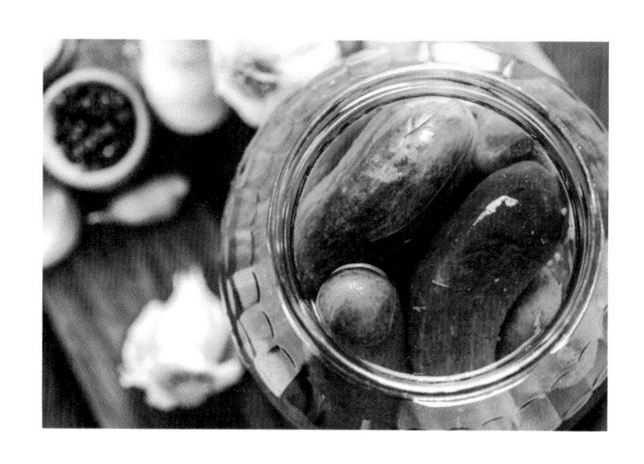

人們都聽說過多吃醃菜易致癌，醃菜被世界衛生組織癌症研究機構列入了「可能致癌的食物」名單當中，但並沒有確認它一定致癌。中國幾十年來的研究發現，醃製蔬菜的攝入量的確曾經和北方一些地區胃癌的高發情況有關。

但是，到底哪些醃菜會致癌？是鹹菜？醬菜？酸菜？泡菜？很多網友為這些問題爭得火熱。

幾個常見誤解的糾正

誤解 1：鹽醃菜、暴醃菜、醬菜、普通泡菜、酸菜和韓式泡菜都是一樣的。

儘管這些食品都歸《食品安全國家標準 醃醬菜》（GB 2714—2015）範圍管理，但是其製作工藝不同，發酵方式不同，所以危險也不一樣。多項研究證明，由於乳酸菌不具備硝酸還原酶，嚴格的純乳酸菌發酵所產生的亞硝酸鹽含量是非常低的。泡菜醃製中所加入的鮮薑、鮮辣椒、大蒜、大蔥、洋蔥、紫蘇等配料均可以幫助降低亞硝酸鹽的水準。需要醬製數個月的醬菜亞硝酸鹽含量也很低。只有醃製幾天就食用的暴醃菜，以及雜菌污染大、醃製時間不足的泡菜、酸菜才有促進致癌的問題。

遺憾的是，中國很多地區居民喜歡大量吃暴醃菜，還有很多居民喜歡自己把蔬菜切碎，加點鹽拌一下，在冰箱裡放幾天，做脆口小菜吃。實際上這也是暴醃菜的變種，是不太安全的。很多調查發現，吃製作不當的醃菜，與胃癌、食管癌的高發的確存在關聯，而且在樣品中也查出了致癌物。

誤解 2：正規廠家生產的產品和小工廠製作的產品的安全性是一樣的。

目前，食品企業的加工技術水準差異甚大。少數技術水準較高的企業可以做到用人工選擇過的安全菌種來接種，嚴格控制發酵條件，從而保證產品的亞硝酸鹽不超標。還有一些企業能夠嚴格遵守傳統工藝，醃製、醬製和發酵時間超過 3 周，甚至達到數月之久，也能避免亞硝酸鹽超標問題。從現有的檢測報告來看，正規企業生產的產品的亞硝酸鹽超標現象只是少數。

然而，部分小工廠、個人製作的醃菜、酸菜、泡菜等產品沒有品質控制，生產程式混亂，菌種、發酵條件、添加劑使用、儲藏運輸等各方面都可能存在隱患，安全難以保障。

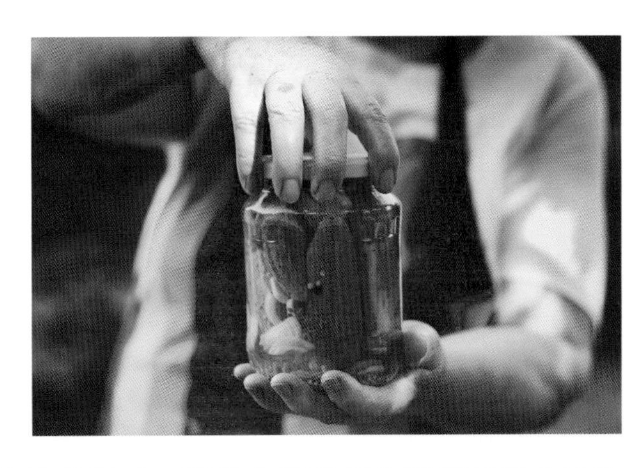

從以上情況看出，中國應當給所有傳統食品都制定一個指導性的工藝標準，明確指出生產中的危害控制關鍵點及具體要求，並系統性地研究食用各種醃醬菜對健康的影響。這方面可以向韓國學習韓式泡菜的製作經驗，也可以借鑒西方國家製作西式泡菜的管理程式。消費者應當優先選擇正規企業的產品，或按規範程式自行製作。

誤解 3：亞硝酸鹽不超標的醃菜就一定能合格。

按照目前中國對醃醬菜類食品的抽查檢測結果，正規企業生產的醃醬菜產品的主要問題是添加劑超標，比如防腐劑超標、糖精超標、亞硫酸鹽超標等。為了少放點鹽避免口味過鹹，同時又避免微生物過度生長，企業往往會加入防腐劑；為了改善風味，可能加入糖精；為了讓顏色更漂亮一些，可能用亞硫酸鹽漂白或放一點色素等。相比於亞硝酸鹽，這些物質毒性都很小，但畢竟超過國家標準就是不合格產品。

這裡要說明的是，放入少量薑黃色素或紅麴色素是無害的，它們都屬於天然色素，甚至有一定的健康作用。

誤解 4：如果醃醬菜的所有指標都合格，就可以放心多吃。

無論醃醬菜如何優質，它們畢竟是含有較多鹽分的食物，其中的天然抗氧化成分也有較大損失，故而不能與新鮮蔬菜的營養價值相當。

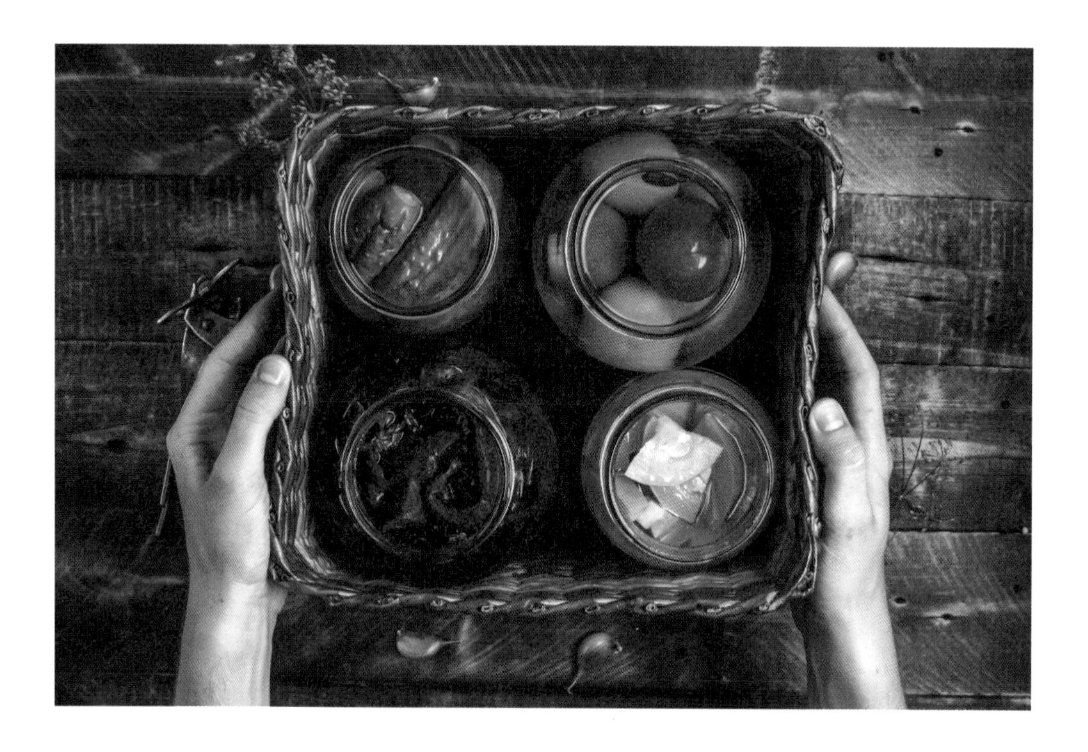

這裡要解釋的是，醃醬菜中含有膳食纖維和一定量的鈣、鎂、鉀等礦物質，乳酸發酵和醋酸發酵也可以產生少量維生素 B 群，故而衛生合格的醃醬菜並非一無是處。世界各國人民都喜歡食用醃醬菜，少量吃一點作為開胃食品是無妨的，但如果用它作為一餐中的主菜，替代新鮮蔬菜，就不妥當了。特別是慢性疾病患者和少年兒童，需要更多地食用新鮮蔬菜來預防疾病或促進生長，並養成口味清淡的良好膳食習慣，故不宜多吃醃醬菜。

下面再詳細解釋一下，什麼樣的醃菜是有害的？

重點 1：醃製食品中是什麼成分有害呢？

其實，它的害處無非兩個：

1. 某些醃菜亞硝酸鹽含量過高，這東西不僅本身有毒性，而且可能會和蛋白質食品中的胺類物質合成致癌性較強的亞硝胺。

2. 鹽分或糖分過高，對慢性疾病不利。

如果還要加上第三個罪名，那就是維生素損失大，營養價值偏低，但這和有毒是完全不同的概念。

重點 2：哪些醃製食品含有較多的亞硝酸鹽呢？

其實有安全問題的主要是醃製蔬菜，而且是短期醃製蔬菜，也就是所謂的暴醃菜。醃製時間達 1 個月以上的蔬菜是可以放心食用的。

原來，亞硝酸鹽來自於蔬菜中含量比較高的硝酸鹽。蔬菜吸收了氮肥或土壤中的氮素，積累無毒的硝酸鹽，然後在醃製過程中，被一些細菌轉變成有毒的亞硝酸鹽，從而帶來了麻煩。此後，亞硝酸鹽又漸漸被細菌所利用或分解，濃度達到一個高峰之後，又會逐漸下降，乃至基本消失。

一般來說，醃菜中亞硝酸鹽最多的時候出現在開始醃製以後的兩三天到十幾天之間。溫度高而鹽濃度低的時候，「亞硝峰」出現就比較早；反之溫度低而鹽濃度高的時候，「亞硝峰」出現就比較晚。

中國北方地區醃鹹菜、酸菜的時間通常在 1 個月以上，南方地區醃酸菜、泡菜也要 20 天以上，這時候拿出來吃，總體上是安全的。傳統醬菜的醬製時間都很長，甚至長達幾個月，所以更不必擔心亞硝酸鹽中毒的問題。泡菜加工中嚴格隔絕氧氣可以減少有害物質產生，醃製當中添加大蒜能降低亞硝酸鹽的產生量，良好的工藝和菌種也會降低風險。

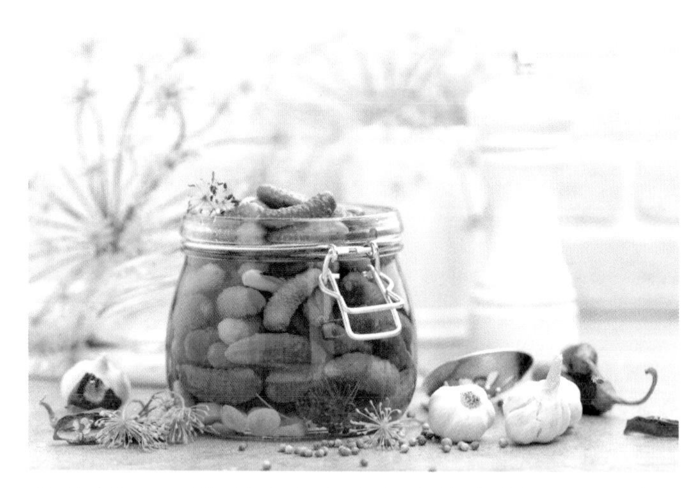

真正危險的，正是那種只醃兩三天到十幾天的菜。有些家庭喜歡自己做點短期的醃菜，也喜歡把涼拌蔬菜放兩天入味再吃，這些都是不安全的做法。

因為吃了酸菜魚之類的菜餚，而導致亞硝酸鹽中毒的案例屢次發生，主要是酸菜沒有醃夠時間，提前拿出來銷售的緣故。

重點 3：鹽和糖用來醃製食品，主要是利用它們在高滲透壓下能夠控制微生物的性質，以及幫助產生特殊風味口感的性質。

糖漬不會引起有毒物質的產生，但要想達到長期保存的效果，糖的含量要達到 65%以上，這樣就會帶來高糖高熱量的麻煩。鹽漬要想達到好的長期保存效果，也要達到 15%左右的含鹽量，口味太重，也有升高血壓的風險，故而目前多數醬菜產品採用糖鹽共用方法，降低鹹度，讓消費者容易接受。但這樣的低鹽醃製食品保存起來必然困難，添加防腐劑就是難免的事情了。

重點 4：醃製食品要產生亞硝酸鹽，一方面有溫度、鹽分、時間的因素，另一方面還要原料當中含有大量硝酸鹽才行。

鴨蛋、豆腐之類的食品並不含有大量硝酸鹽，所以鹹蛋、滷蛋、豆腐乳之類的食品不可能產生很多亞硝酸鹽，不利於健康的因素只是過多的食鹽本身。

總體而言，按科學工藝生產、醃製時間充分的普通泡菜、酸菜、醬菜、韓式泡菜等食品均不會引起中毒，對人體是安全的，還能提供一部分礦物質和纖維素。無異味的鹹鴨蛋、鹹肉、豆腐乳、果脯等也不會產生大量亞硝酸鹽等致癌物。

然而，與新鮮產品相比，醃製蔬菜水果的營養素有較大損失，鹽或糖的含量過高，從營養健康的角度來說，還是直接吃鮮菜鮮果更好一些。

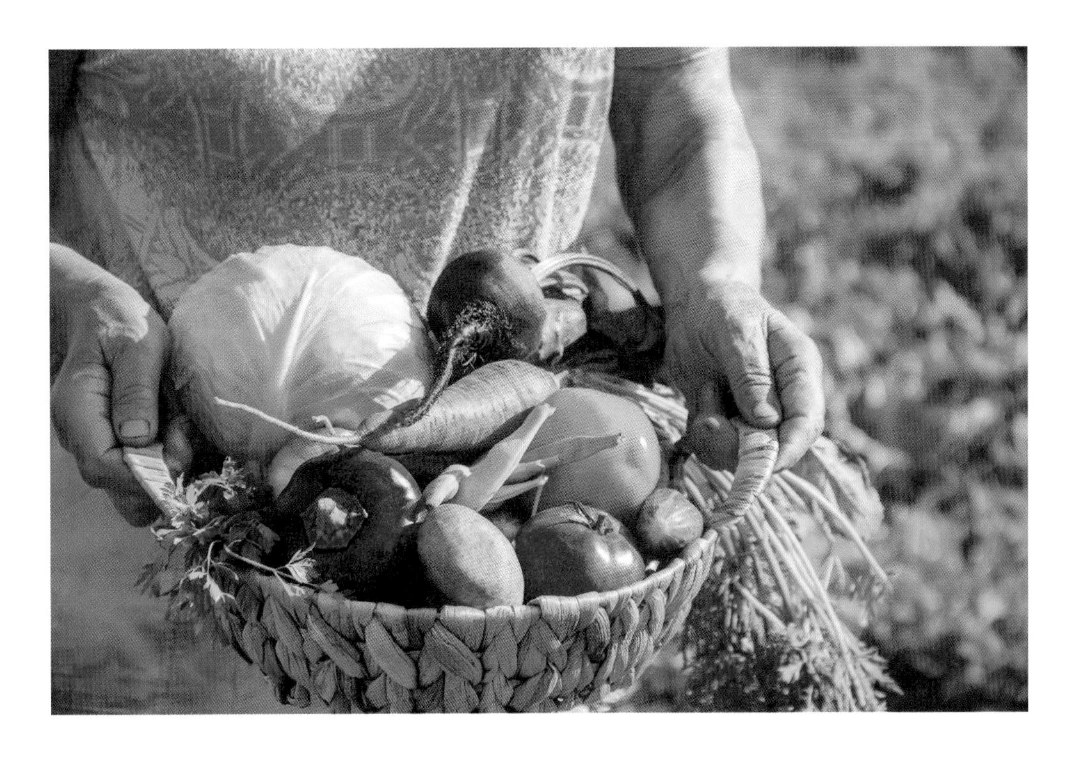

13 怎樣才能安全地吃醃菜？

Secrets from the kitchen

很多人都喜歡醃黃瓜、榨菜、臘肉、香腸等各種醃漬物的口味，又怕不健康而不敢吃。也有人想自己做「一夜漬」之類的快速醃菜，但聽說若時間不夠長，亞硝酸鹽增加更多。如何平衡口味和安全的麻煩？選什麼類型的醃菜？吃多少醃菜比較安全呢？

其實，醃漬蔬菜並不一定都不健康，全世界的人們都沒有放棄這類食物。對這類天然發酵而成的蔬菜加工品，人們舌尖所好的食物，與其把它妖魔化，不如合理地製作和使用它。

先要明白為什麼坊間傳說它們不健康，到底有害在哪裡？

傳說會致癌

傳說醃菜中含有過多的亞硝酸鹽，甚至是亞硝胺這類致癌物。其實，並非所有醃菜都有這個危險。研究早就證實，用純醋酸細菌接種發酵的酸菜，或者用純乳酸細菌接種發酵的泡菜，都沒有亞硝酸鹽過多的問題，因為這些「好細菌」是不產生亞硝酸鹽的。比如說西方人經常吃的乳酸發酵製成的酸黃瓜，就是醃漬食物。但是，日常生活中人們並沒有用純菌種來接種發酵的條件，自製的泡菜酸菜中難免污染雜菌，這時候才有產生亞硝酸鹽的麻煩。

需要提示的是，不要以為自己家裡做的醃菜就一定安全，很可能反而是最不安全的。因為家裡沒有純菌種，也沒有經過各種檢測和抽查，往往存在安全隱患。幾十年前就發現，那種自製的暴醃菜，就是自己把蔬菜加點鹽醃幾天，入了味有了脆口就吃的方式，確實是增加胃癌危險的錯誤吃法。（有關這方面的知識，請參考本書 part2 第 12 篇：醃菜致癌？）

不過，如果你只是加入了醃漬液，在冰箱裡醃一夜的時間，主要是調味品的滲入，細菌繁殖速度較慢，亞硝酸鹽的產生量還不至於高到危險的程度。如果在其中加入白醋、鮮薑碎、鮮辣椒碎、大蒜碎，維生素 C（用藥店的維生素 C 小藥片，碾碎幾片放進去）等配料，那麼可以有效抑制有害菌的繁殖，研究表明這些配料能夠有效抑制亞硝酸鹽的形成。記得不要只放鹽，也不要在室溫下醃，再加上以上措施，就基本上能保證一夜漬的安全性。加這些配料，醃出來也會很清爽很有風味。

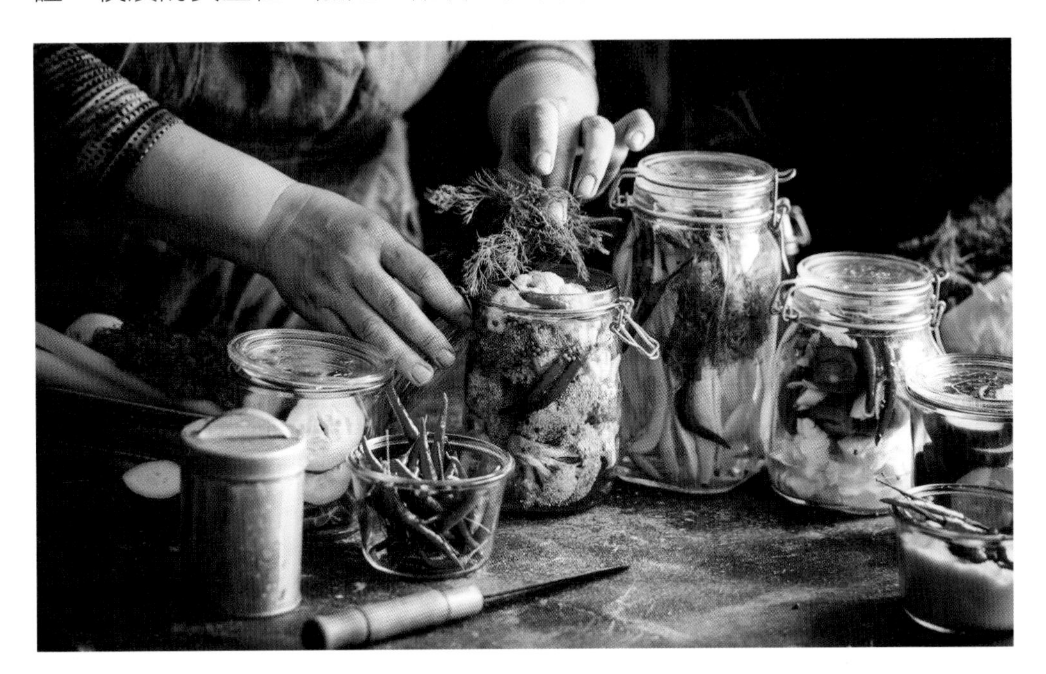

雖然雜菌會把蔬菜中的硝酸鹽轉變成亞硝酸鹽，但這個變化也是有漲有消的過程。一般來說，在醃製幾天到十幾天之內，亞硝酸鹽的含量達到高峰，但在 2～3 周的時間之內，又會慢慢地減少。冬天到 20 天以上，其他季節到 15 天以上，就已經達到安全水準，也就是說，亞硝酸鹽含量和醃製之前的蔬菜相差不多。這時候再吃醃菜，就比較安全了，亞硝酸鹽含量完全能夠達到國家食品安全標準規定的 20mg/kg 以下（蔬菜加工品，包括醃漬蔬菜），通常能達到 10mg/kg 以下。

我家也經常做泡菜，都會在達到安全時間之後才打開食用，而且我也會按上面所說，加入白醋、維生素 C 和薑絲、蒜片等配料，所以從不擔心有危險。

市售醃菜中，各種醬菜是最無須擔心亞硝酸鹽問題的，因為它們醃製時間很長，達到幾個月的時間，亞硝酸鹽早已被分解或利用而消失。超市中銷售的正規廠家出品並有 QS 標誌的各種包裝醃菜產品也無須擔心，它們都經受了抽查和監管，吃到過量亞硝酸鹽的風險很小。最令人擔心的就是農貿市場甚至路邊攤售賣的散裝醃菜產品，因為它們不太可能用純菌種製作，也不知道到底醃了多少日子。

鹽分太多

醃菜中的含鹽量通常從 3%到 8%，甚至更高。從前的醃菜為了保證不會腐壞，都是盡情地加鹽，含鹽量甚至能達到 15%，鹹得比鹽強不了多少。但是如今的醃菜為了迎合消費者的需求，含鹽量都已經明顯下降，而用少量的糖和防腐劑來幫助保存。

或許有人聽到防腐劑三個字就會心生恐懼，實際上從健康效益的角度來說，用 0.5%的苯甲酸鈉或山梨酸鉀來大幅度降低含鹽量，實在是一件合算的事情一因為山梨酸鉀比鹽的毒性還要低，苯甲酸鈉比鹽的毒性也高不了多少，而它們的用量卻比鹽小得多。

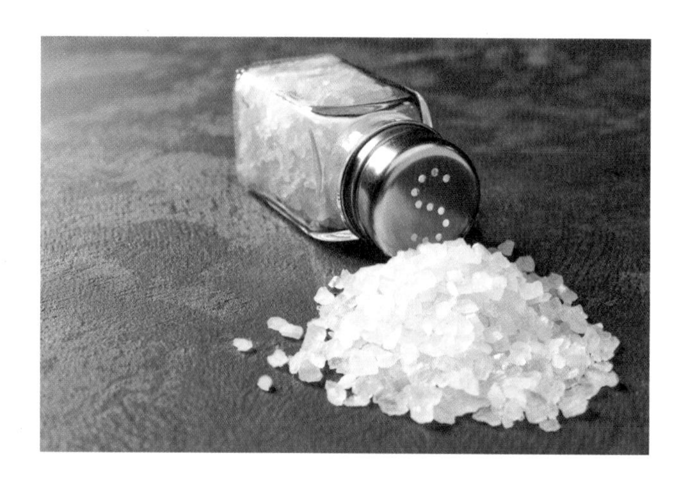

再來，即便不考慮安全性，醃菜確實是一類高鹽食品。

並不提倡在三餐有足夠新鮮蔬菜的情況下還吃很多醃菜。高鹽飲食的害處我曾多次撰文說明，包括升高血壓、促進腦中風、增加腎臟負擔、促進骨質疏鬆、促進水腫、損害皮膚和黏膜健康、誘發頭痛、增加女性經前期不適等。自己家做醃菜的時候，最好能控制含鹽量在 1%～3%的程度。

以醃菜代替鹽

那麼，有沒有什麼方法可以讓吃醃菜不妨礙控鹽，也不妨礙維生素攝取呢？其實也很簡單：第一，用它替代鹽來做菜；第二，吃醃菜時配合其他低鹽菜餚，讓一餐中的總鹽量不過多。

這裡就要再強調一點，醃菜畢竟不是新鮮蔬菜，除泡菜之外，大部分醃菜中的維生素 C 含量已經微乎其微，不能替代吃大量新鮮蔬菜的健康益處。不過，它們還是含有蔬菜中所有的膳食纖維的，含有其中的大部分鉀，發酵過程中還會產生少量維生素 B 群，所以也不能說一無是處。

反正做菜也要放鹽，如果用醃菜來替代鹽，在嚴格控制鹹度的情況下，還能比直接放鹽增加一些礦物質和膳食纖維的攝入，同時用醃菜來增加風味，還能把味精、雞精省去。這樣一來，就把醃菜的負面作用變成了正面作用。

比如說，原來炒豆角放鹽，現在就用雪裡紅小菜和豆角一起炒，把鹽和味精省去，味道很不錯。原來涼拌木耳放鹽，現在直接用焯熟的木耳配切碎的紫高麗菜泡菜，再加一點醋和香油，顏色漂亮，口味也清新。原來炒牛肉條要加鹽和醬油，現在加泡菜蘿蔔條，吃起來別有一番風味。

又比如說，這頓要吃醃菜，就配合鹽非常少的大拌菜，做炒菜時少放一點鹽，再把鹹味的湯省掉，主食不吃加了鹽和加了鈉的品種（比如油條和加泡打粉的麵點裡都有不少來自小蘇打的鈉，花卷、大餅、煎餅等都放鹽）。這樣，一餐總鹽量就不會太多。

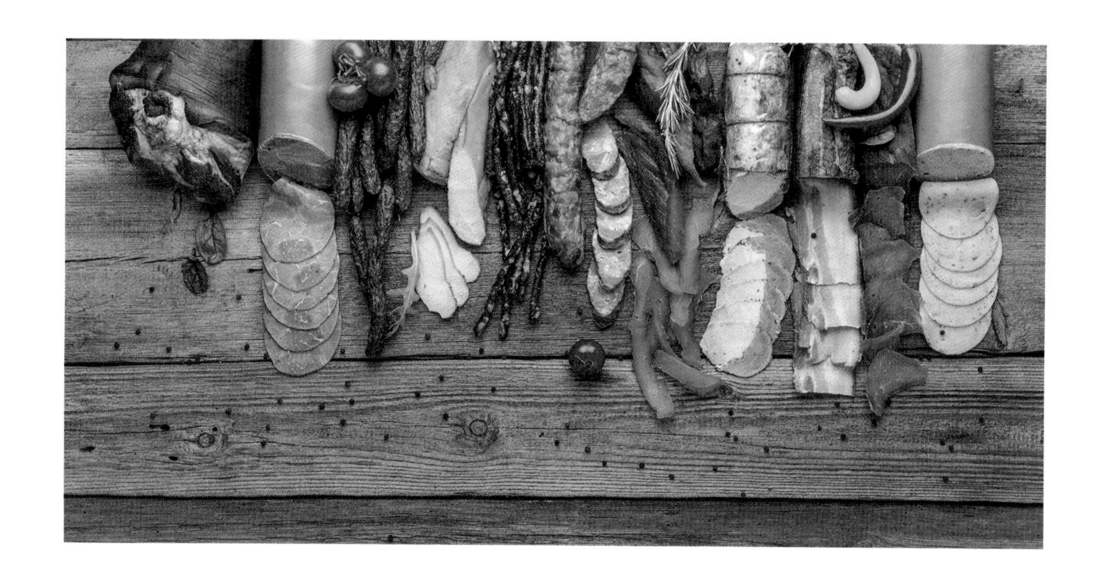

鹹魚、臘肉、火腿、培根等食物，已經被大量研究證實有增加消化道癌症，特別是大腸癌的風險（2015 年世界衛生組織把這些加工肉製品定為致癌物，鹹魚更是早就上了世界公認致癌物的黑榜），所以不能經常食用。而且這件事和亞硝酸鹽殘留量沒有直接關係。當然，過年過節偶爾吃一次也是可以的，天天都過節，天天都任性，對健康可是非常有危險的。

各種調味醬中，往往用了豆豉、豆醬，有的還有泡辣椒等。至今未發現它們有什麼致癌性，甚至豆豉的營養價值還非常不錯，如果用來替代鹽，值得人們經常食用。唯一的要點就是它們都含有很高的鹽分，注意別吃進去太多鹽才是關鍵。

總之，對於醃菜，首先要合理製作，保證安全；其次要限制數量，偶爾食之；第三要保證吃醃菜不妨礙新鮮蔬菜的攝入量；最後要注意，吃醃菜就要相應減少烹調時的加鹽量，不能增加一餐當中的總鹽量。這樣我們就可以和它和平共處。

14 蝦皮、魚乾、魷魚絲，居然含有致癌物？

Secrets from the kitchen

相信很多朋友都有這樣的經歷：買來的蝦皮是帶包裝的，當時顏色很正常，也沒什麼怪味。但買回來放了沒多久，一打開包裝，就有一種刺鼻的氨水味，甚至顏色也慢慢變紅了。除了蝦皮之外，魚乾、海蠣子、魷魚絲之類的乾貨，都往往有這種現象。人們懷疑，這是在製作時加了什麼東西嗎？還是蛋白質分解後產生的氣味？有了這種氨水味的乾貨產品還能吃嗎？含有什麼有毒物質嗎？

回答是：其中真的可能含有致癌物，但不是人為添加的，而是自然產生的。

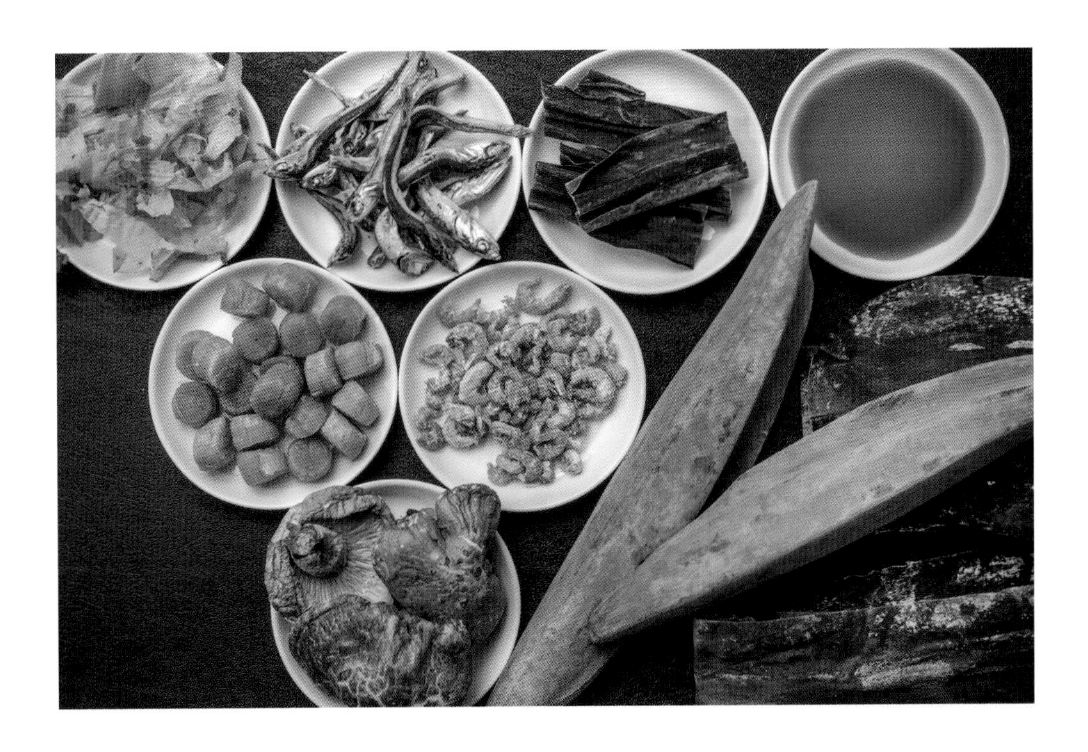

乾貨的保存原理

蝦皮之類的乾貨能長期保存，主要的抑菌因素是水分低，鹽分大，兩者缺一不可。如果沒乾透，蛋白質含量那麼高的食品，細菌是不會放過它的。買來的蝦皮、蝦米、魚乾之類的產品沒有乾透，一方面可能是因為海邊空氣潮濕不太容易快速曬乾也容易吸潮；另一方面可能是因為不夠乾的「乾貨」水分含量大，更重一些，利潤較大。

儲藏中的氨水味是從哪裡來的呢？

氨氣是蛋白質分解的最終產物。蛋白質經過微生物的作用，先變成肽和氨基酸，再分解成低級胺和氨氣，低級胺就是腥臭氣的來源，氨氣就是刺激味道的來源。

剛買來的時候沒有味道，是因為蛋白質還沒有嚴重分解。但因為蝦皮沒有乾透，在常溫儲藏的過程當中，細菌會大量繁殖，分解蛋白質產生低級胺類和氨氣。到了這個程度，蛋白質的分解已經非常嚴重了。

產生的這些低級胺類，不僅本身有些許的毒性，更糟糕的是，它們非常容易和水產品中少量的亞硝酸鹽結合，形成強致癌物—亞硝胺和亞硝醯胺（統稱為 N-亞硝基化合物）。這些物質是促進食管癌和胃癌發病的重要化學因素。

前面說到醃菜致癌的事情，正是因為製作不當的醃菜含有大量亞硝酸鹽，以及少量的亞硝胺類物質。人們害怕製作不當的醃菜，害怕反復加熱的蔬菜和不新鮮的蔬菜，正是因為害怕產生的大量亞硝酸鹽與胺類反應生成亞硝胺類物質，從而提高癌症風險。

亞硝胺類物質的毒性是非常大的。例如 N-二甲基亞硝胺的 LD50 是 58mg/kg，還有慢性毒性、致畸性和致癌性。它有揮發性，從空氣中吸入也會引起毒性反應。

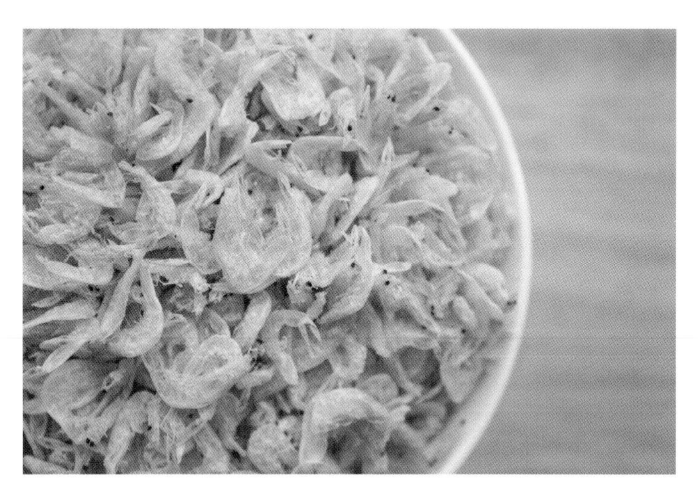

各種海產品和肉製品是膳食中亞硝胺類的重要來源。按中國衛生標準 GB 9677—1998，海產品的 N-二甲基亞硝胺含量應在 4μg/kg 以下，N-二乙基亞硝胺含量應在 7μg/kg 以下。但不新鮮的醃魚、醃肉、蝦皮、蝦米、魷魚絲、乾貝、魚乾等都有超標的可能。所以，一旦蝦皮出現異味，不要可惜，要堅決拋棄。即便經過了水洗之後，也不能放心。

建議大家在購買蝦皮之後，先好好洗幾遍，去掉沙子和蛋白質分解物，同時也能夠除去一部分水溶性的亞硝胺和鹽。然後把蝦皮在鍋裡用小火徹底焙乾，再分裝放到冰箱中保存，每次取出一袋來吃。這樣可以大大延緩蛋白質分解的速度，在兩三個月內保持正常味道，也就減少了產生致癌物的危險。

很多人經常吃蝦皮，是聽説它鈣含量特別高，為了給自己和家人補鈣。但蝦皮每日的適宜用量只有 2～3g 而已，而且消化吸收率低，並非補鈣的主要途徑。如果多用，不僅味道鹹腥，還會帶來致癌危險。倒是可以考慮把蝦皮焙乾之後打成粉，和香菇粉、紫菜粉、精鹽混合在一起，作為天然增鮮劑，在烹調時少量使用。打成粉之後，鈣的消化吸收率也能有所提升。

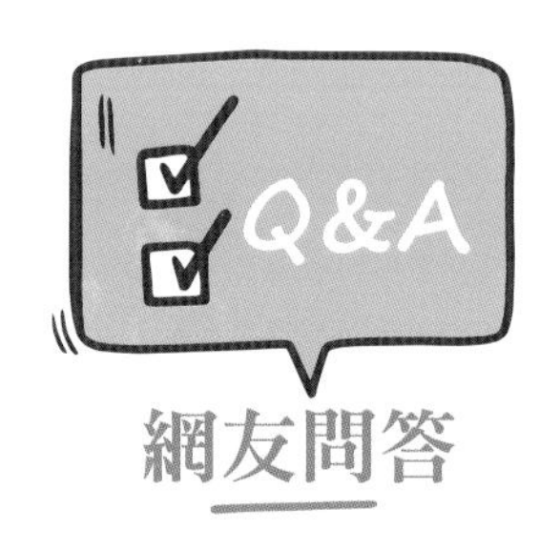

網友問答

//@悶蛋蛋：中午吃了牛肉冬粉！孕婦能吃冬粉嗎？有害嗎？

范老師：冬粉的主要成分是澱粉，澱粉本身無毒。但冬粉可能含鋁（添加明礬來增加筋道感），而且除了澱粉，其他營養素微乎其微，多吃對胎兒智力發育不利。偶爾一次就不必自責了，千萬不要經常當飯吃。油炸食品、膨化食品、涼粉涼皮、餅乾、過於雪白鬆軟的麵點等，都有同類問題，均不宜多吃。

//@炊煙嫋嫋 23：很多人不吃味精，但吃不少醬油，裡面成分類似嗎？

范老師：部分醬油添加了味精（麩胺酸鈉）和雞精（麩胺酸鈉、肌苷酸鈉、鳥苷酸鈉等）的成分。即便不加，天然也含有麩胺酸鈉，因為醬油發酵原料中含有麵粉和黃豆，麵粉和黃豆天然含有麩胺酸，加入鹽之後，就含有鈉。所以醬油裡必然含有麩胺酸鈉。

//@月光如春風拂面 v：前兩天看電視裡說，味精在有些高溫烹飪的方法中就不能放，攝氏多少度記不清了，不知道有沒有道理？

范老師：過時的說法了。基本不用操心溫度超過 120℃的問題。炒菜時，雖然油溫高，但放了菜之後就會降下來。菜熟時的溫度超不過 100℃，除非炒糊，或直接放在油裡炸。

//@ 瑩 _1020：馬鈴薯放入冰箱會把澱粉轉化成糖，是什麼原理呢？

范老師：這種變化有化學和生物學基礎。液體的冰點與其中溶質的濃度有關，溶質增加，冰點就會下降，就不容易凍上。馬鈴薯、番薯在天冷時也怕凍傷，但其中所含澱粉不能有效降低冰點，在澱粉被澱粉酶水解成小分子糖後，冰點降低，有利於抗凍，同時味道也會變甜。

//@-Gyo-：只要是苦味食物都帶毒性？

范老師：不一定。比如牛奶、豆漿的蛋白質被蛋白酶分解後，會有點苦味，但是沒有毒性。即便含毒素，劑量小就不會造成實質性傷害，比如只吃兩三粒苦杏仁或銀杏不會中毒。此外，還與體質和健康狀態有關，比如苦瓜、柚子，多數人吃了感覺清爽愉快，少數人吃了腹痛腹瀉。

//@ 綠樹蔭濃夏日長：范老師，最近天天在喝百合湯，百合也是苦的，是不是也有毒素啊？

范老師：百合有苦的，也有甜的。您買的大概不是甜味品種。有苦味肯定是因為有一些毒性成分存在，只是毒性比較小或含量比較低罷了，不會造成實質性傷害。下次買蘭州那邊的優質百合試試，很香甜，就是比較貴。

//@ 令狐沖 1974：農村的魚塘一般在農田的水渠下游，打完農藥後的田地如遇下雨沖洗，雨水全流到魚塘裡了。

范老師：城裡人只知道蔬菜有農藥，不知道魚蝦也有農藥。我就是想告訴那些不敢吃菜，卻敢把魚蝦蟹貝當飯吃的人，這樣更危險。

//@ Hiromama-：請問范老師，水產品污染物超標，是指河鮮、海鮮嗎？還是平時菜市場裡常見的飼養的魚類也同樣超標呢？

范老師：甲殼類、軟體動物類富集污染物的能力超過普通魚類。所以同樣的水品質，蝦蟹貝類會更嚴重些。

//@ 且行且珍惜 llx：基改可能無毒，但是基改食品可能對生育功能有損傷。這個結論是否正確需要幾代人的試驗才能有定論，作為一個公眾人物，沒有試驗，隨便一說，這是對公眾負責的態度嗎？

范老師：正因為有很多試驗驗證，所以說吃了就不孕才是不負責的。我們學校有轉基因食品安全中心，每年做大批動物試驗，未發現有傳說中的害處。我本人支持國貨，並不鼓勵大家買進口大豆，但不能違背科學硬說它有害。

廚房的秘密，
不只有這樣而已……

本套書一共四冊，本書為第一冊。

我們將會在第二冊告訴您更多食物中暗藏的陷阱，以及廚具維護、食物儲藏和油煙危害等常見問題之分析。

「雞蛋和牛奶不能一起吃？我天天這樣吃耶！」第三冊帶大家破除所謂的「食物禁忌」謠言，絕對顛覆您的觀念。

最末冊舉例各種特殊狀況，例如：糖尿病、高血壓、食物過敏等，該如何安排膳食，幫助每一位家人朋友改善體質，越吃越健康。

歡迎追蹤我們的 fb 粉絲專頁「呷（ㄐㄧㄚˋ）健康」，不定期會推出健康知識與最新的出版資訊！

國家圖書館出版品預行編目（CIP）資料

什麼？我的廚房有毒！（一）：那些你以為的基本常識，都是致癌的風險／范志紅著. -- 初版. -- 新北市：大喜文化，2019.08
面；　公分
ISBN 978-986-97879-0-1（平裝）

1.食品衛生 2.健康飲食

412.25　　108010007

什麼？我的廚房有毒！（一）：
那些你以為的基本常識，都是致癌的風險

作　　者／范志紅
編　　輯／潘昱璇
主　　編／蔡昇峰
發 行 人／梁崇明
出 版 者／大喜文化有限公司
登 記 證／行政院新聞局局版台 業字第 244 號
P.O.BOX／中和市郵政第 2-193 號信箱
發 行 處／23556 新北市中和區板南路 498 號 7 樓之 2
電　　話／（02）2223-1391
傳　　真／（02）2223-1077
E -mail：joy131499@gmail.com
銀行匯款／銀行代號：050，帳號：002-120-348-27
臺灣企銀，帳戶：大喜文化有限公司
劃撥帳號／5023-2915，帳戶：大喜文化有限公司
總經銷商／聯合發行股份有限公司
地　　址／231 新北市新店區寶橋路 235 巷 6 弄 6 號 2 樓
電　　話／（02）2917-8022
傳　　真／（02）2915-7212
初　　版／西元 2019 年 8 月
流 通 費／299 元
網　　址／www.facebook.com/joy131499